Spermidin

1. Auflage November 2021

Lektorat: Swantje Christow

Umschlaggestaltung: Nicole Lechner
Satz und Layout: Gabriele Karas, kh Grafik Design, Wien

ISBN: 978-3-86445-853-8

Gerne senden wir Ihnen unser Verlagsverzeichnis.
Kopp Verlag
Bertha-Benz-Straße 10
D-72108 Rottenburg
E-Mail: info@kopp-verlag.de
Tel.: (0 74 72) 98 06-10
Fax: (0 74 72) 98 06-11

Unser Buchprogramm finden Sie auch im Internet unter:
www.kopp-verlag.de

Dr. Jörg Conradi

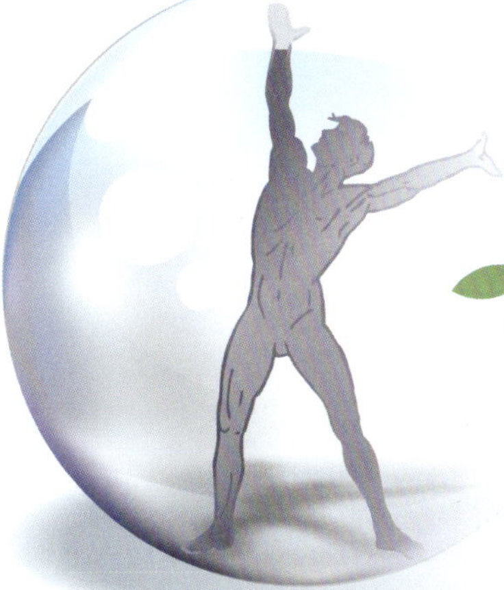

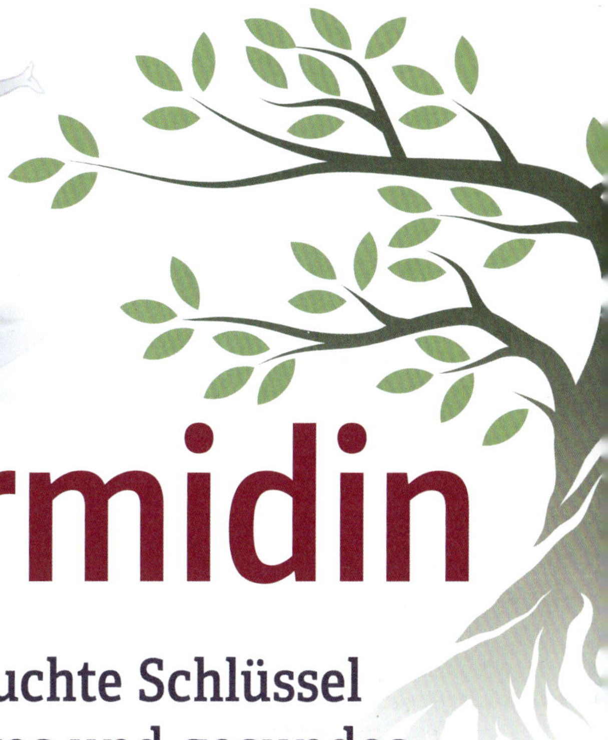

Spermidin

Der lang gesuchte Schlüssel für ein aktives und gesundes Leben

KOPP VERLAG

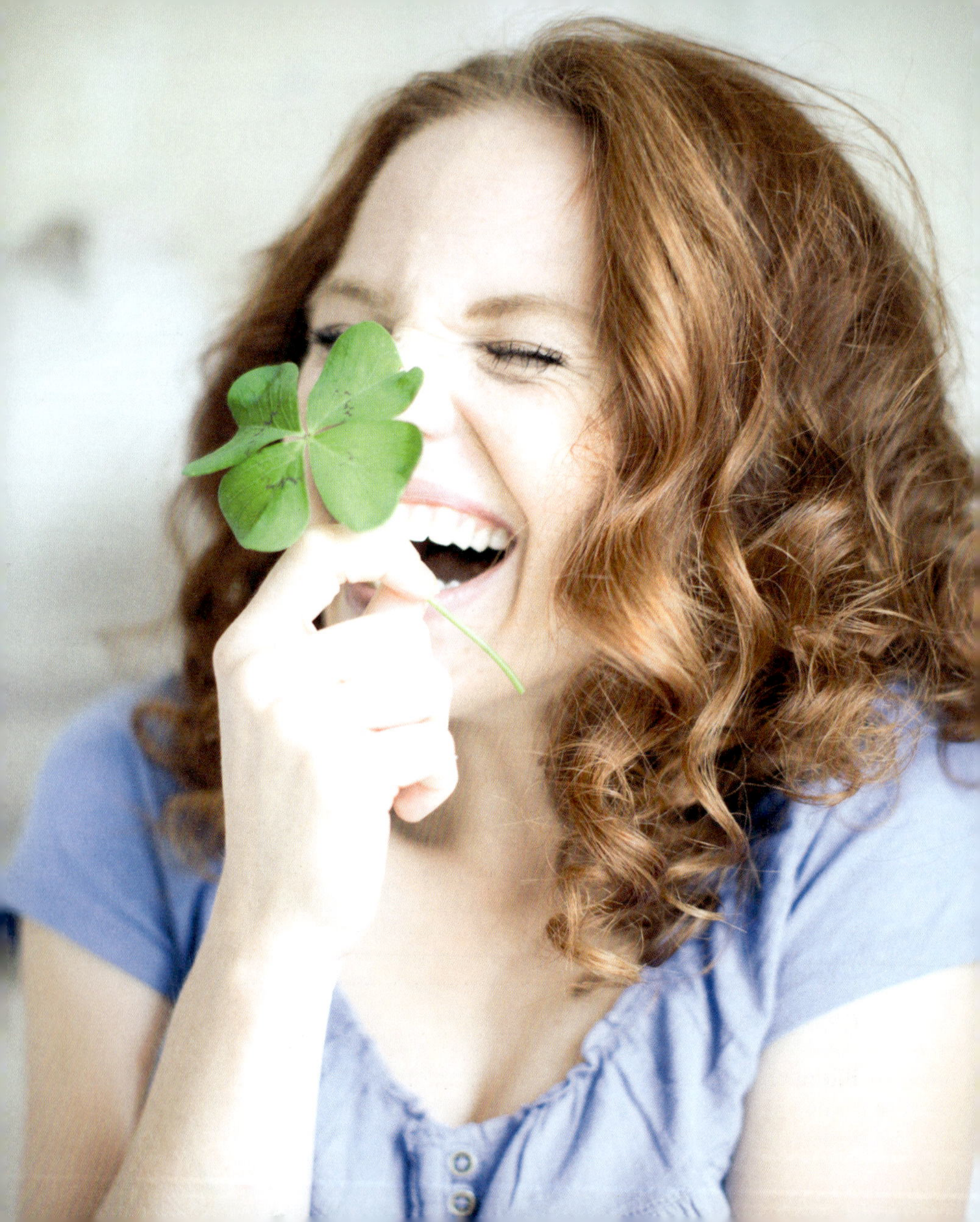

Inhaltsverzeichnis

Vorwort

»Spermidin? Was ist das denn schon wieder?« Wenn man als Autor zum Thema »natürliche beziehungsweise komplementäre Heilverfahren« arbeitet, wird man immer wieder mit neuen Trends auf diesem Gebiet konfrontiert. In den 1980er-Jahren etwa boomte der Apfelessig, dann kamen Johanniskraut und der grüne Tee und etwas später sein südafrikanisches Pendant, der Rotbuschtee (auch Rooibostee genannt). Ayurveda, Osteopathie und Homöopathie können sich über eine beständig wachsende Anhängerschaft erfreuen, während die große Zeit von Kristall- und Urintherapie vorüber zu sein scheint. Unter den Vitaminen boomte vor 30 Jahren das Vitamin C, danach kamen Vitamin E und Betacarotin, und derzeit sind die Vitamine D_3 und K_2 im Trend. Letzteres gilt auch für MSM (Methylsulfonylmethan), H_2O_2 (Wasserstoffperoxid), CBD (Cannabidiol) und kolloidales Silber, und die Liste ließe sich noch weiter und immer weiterführen.

Bei jeder neu aufkommenden Therapie frage ich mich, was an ihr dran ist und ob sie halten kann, was ihre Vertreter von ihr behaupten. Als Orientierungshilfe zum Beantworten dieser Frage dienen Ärzte- und Patientenerfahrungen sowie die Geschichte eines Heilmittels beziehungsweise einer Heilmethode. So hat etwa die Phytotherapie eine sehr lange Tradition, und das gilt natürlich auch für uralte Heilslehren wie Ayurveda und die Traditionelle Chinesische Medizin, wobei die Letztgenannte weitaus mehr aus Heilpflanzenkunde besteht als aus der – hierzulande deutlich bekannteren – Akupunktur. Die Homöopathie hat eine vergleichsweise recht junge Geschichte, aber sie kann auf die mannigfaltigen Erfahrungen von profunden und couragierten Ärzten zurückgreifen, die teilweise sogar den Selbstversuch gewagt haben, die Wirkweise der einzelnen Substanzen zu ermitteln. Auch die diesbezüglichen Patientenerfahrungen sind in unüberschaubarer Fülle vorhanden. Vermutlich kennt jeder irgendjemanden, der schon mal positive Erfahrungen mit einem homöopathischen Mittel gemacht hat. Und wer hat nicht selbst schon mal einen Versuch mit Aconitum oder Ähnlichem unternommen, wenn die Erkältung in den Atemwegen hochkroch?

Als eine weitere Orientierungshilfe dient aber auch die wissenschaftliche Datenlage, womit wir bei einem recht heiklen Thema sind. Die Wissenschaften werden nämlich in ihrer Beweiskraft für die Wirksamkeit einer Heilmethode oder eines Heilmittels von den Anhängern der konventionellen Medizin gerne überschätzt. Wie fragil und vorübergehend, wie interessengeleitet und selektiv ihre Erkenntnisse sind, hat man bei der Corona-Pandemie wieder ein ums andere Mal erkennen müssen. So wurden etwa die Mund-Nasen-Masken zunächst als entbehrlich eingeschätzt, um später geradezu zum Königsweg in den Lockdowns zu werden. Der Impfstoff von Astra-Zeneca wurde zunächst nur für jüngere Menschen bis zum Alter von 60 Jahren empfohlen, um später für diese Altersgruppe vehement ausgeschlossen zu werden. Die wissenschaftliche Medizin ist nicht das Nonplusultra, wenn es um den Nachweis für die Wirksamkeit einer medizinischen Methode geht – dies wurde in den letzten Jahren deutlicher denn je. Daran ändern auch vollmundige Begriffe wie »randomisiert«, »kontrolliert« und »evidenzbasiert« nur wenig.

Nichtsdestoweniger sollte man die Aussagekraft wissenschaftlicher Studien auch nicht unterschätzen. Sie sind ein wichtiger Erkenntnisweg, sofern sie methodisch, akribisch und unabhängig durchgeführt werden. Egal, ob man ein Medikament an einer speziellen Zellkultur testet oder an Knock-out-Mäusen, bei denen man ein bestimmtes Gen ausgeschaltet hat. Egal, ob man epidemiologisch erfasst, ob Menschen, die ein bestimmtes Nahrungsmittel öfter oder seltener verzehren, älter oder jünger werden als der Bevölkerungsdurchschnitt eines Landes, oder sich ein Medikament in einer klinischen Untersuchung gegen ein wirkungsloses Placebo behaupten muss. All diese Arbeiten tragen dazu bei, dass sich die Hinweise für die Effektivität einer medizinischen Methode verdichten. Und das tun sie letzten Endes auch, wenn sie es nicht direkt verdichten, wenn sie also die ursprüngliche Wirkungshypothese nicht stützen können. Allein die Tatsache, *dass* zu etwas *auf einem hohen Niveau* geforscht wird, zeigt bereits, dass an dem jeweiligen Studienprojekt etwas dran ist. Denn sonst würde kein seriöser Wissenschaftler seine Zeit darauf verschwenden.

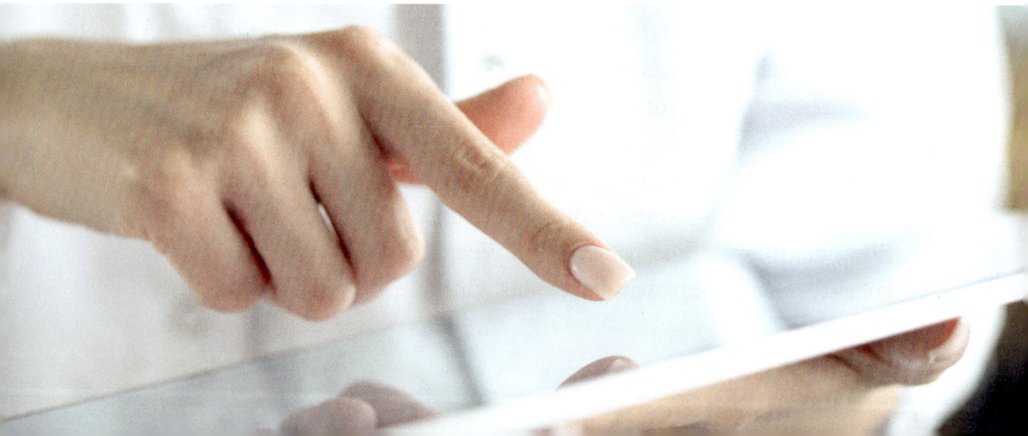

Fakten, Fakten – und trotzdem spannend wie ein Roman

Was bedeutet das alles nun im Hinblick auf Spermidin? Als ich vor einigen Jahren erstmalig auf diese Substanz aufmerksam wurde, war ich zunächst skeptisch, denn eine lange medizinische Tradition gibt es dafür nicht. Die Entdeckung von Spermidin geht zwar zurück auf das 17. Jahrhundert und den legendären Mikroskopiker Antoni van Leeuwenhoek, doch der Fundort der Substanz – das menschliche Sperma – schien nicht dazu geschaffen, ihr eine Perspektive in der Medizin zu prophezeien. Ja, sie war offenbar wichtig für die männliche Fruchtbarkeit. Und ja, man fand sie in den 1920er-Jahren auch in anderen Körperflüssigkeiten. Aber sollte von einem Stoff, der durch seinen Namen »Spermidin« auf ewig mit seinem ersten Fundort verbunden ist, tatsächlich irgendetwas ausgehen, das mit Muskel- und Haarwachstum, mit dem Schutz von Blutgefäßen, Knochen und Hirnzellen und nicht zuletzt mit Langlebigkeit zu tun hat? Wenn ich ehrlich bin, erschien mir das seinerzeit schwer vorstellbar. Ich dachte mir: »Ist wahrscheinlich wieder eine dieser angeblichen Panazeen (Wunder- oder Allheilmittel), die sich bei näherem Hinsehen als hanebüchene Mogelpackung herausstellen.« So kann man sich täuschen.

Schon ein erster Blick in die medizinischen Datenbanken förderte über 13 000 Studien zutage. Davon wurden rund siebzig in Form klinischer Arbeiten am Menschen vollzogen. Ein weiterer Blick offenbarte, dass man die Studien überall in der Welt durchgeführt hatte, so etwa in Japan und China, Israel und Russland, in

Europa sowie in den USA. Diese globale Verteilung ist nicht unwesentlich für die Qualität des wissenschaftlichen Arbeitens. Ist es nämlich der Fall, dass zu einem Heilmittel oder einer Heilmethode nur in einem Land oder sogar nur in ein oder zwei Universitäten geforscht wird, dann verweist das auf eine besondere Interessenlage der Studienautoren, die nicht gerade für die Unabhängigkeit und Überprüfbarkeit des wissenschaftlichen Arbeitens steht.

Nicht zu vergessen schließlich die Zeitschriften, in denen die Studien publiziert wurden. Da sind auch renommierte Zeitschriften wie *Nature*, *PLOS ONE, The Lancet* und das *British Medical Journal* zu finden. Kurzum: Als Autor, der nicht nur über Komplementärmedizin schreibt, sondern es auch gerne hat, wenn wissenschaftliche Daten dazu vorliegen, gab es in puncto Spermidin für mich nichts auszusetzen. Im Gegenteil. Der Verlag und ich haben bei diesem Buch großen Wert auf die Quellenhinweise und die zur Verfügung stehende Literatur gelegt. Dem Leser ergibt sich dadurch die Möglichkeit, sein Wissen hinsichtlich Spermidin in Eigenregie zu vertiefen.

Womit wir bei einem weiteren Punkt sind, der das Buch und sein Thema auszeichnet: die Story. Sie sorgt dafür, dass der Leser nicht nur informiert, sondern auch in den Bann gezogen wird: fesselnd, spannend und voller überraschender Wendungen. Der entscheidende physiologische Prozess hinter Spermidin ist nämlich die Autophagie. Hierbei handelt es sich um einen Selbstreinigungsprozess der Zelle, mit angeschlossenem Recycling. Wenn es etwas gibt, das physiologisch dem Begriff der Entschlackung nahekommt, dann ist es genau dieser Prozess. Autophagie heißt: Die Zelle sorgt für einen internen Kehraus, bevor sie dazu gezwungen wird, sich als Ganzes zu verabschieden. Nach dem Muster: Bevor ich mich selbst umbringe, beseitige ich alles in mir, was mir schaden und mich töten könnte. Es handelt sich dabei um einen genialen Prozess der Selbstverjüngung, der durch Fasten und Nahrungsentzug ausgelöst werden kann – und durch Spermidin, welches die Zelle glauben lässt, dass der Körper gerade fastet und zu wenig zu essen bekommt.

Wir haben es also mit einer Selbstverjüngung zu tun, die durch eine Substanz angestoßen wird, die so tut, als würden wir hungern. In dieser Story steckt etwas Magisches und irgendwie auch etwas betrügerisch Kriminelles. Nur dass es eben keine Fiktion ist, sondern auf wissenschaftlichen Fakten basiert. Und zudem unserer Gesundheit sowie der Verlängerung des Lebens dient.

Ich wünsche allen Lesern, dass sie nach der Lektüre dieses Buches die gleiche Begeisterung für Spermidin empfinden, die es bei mir geweckt hat.

Dr. Jörg Conradi

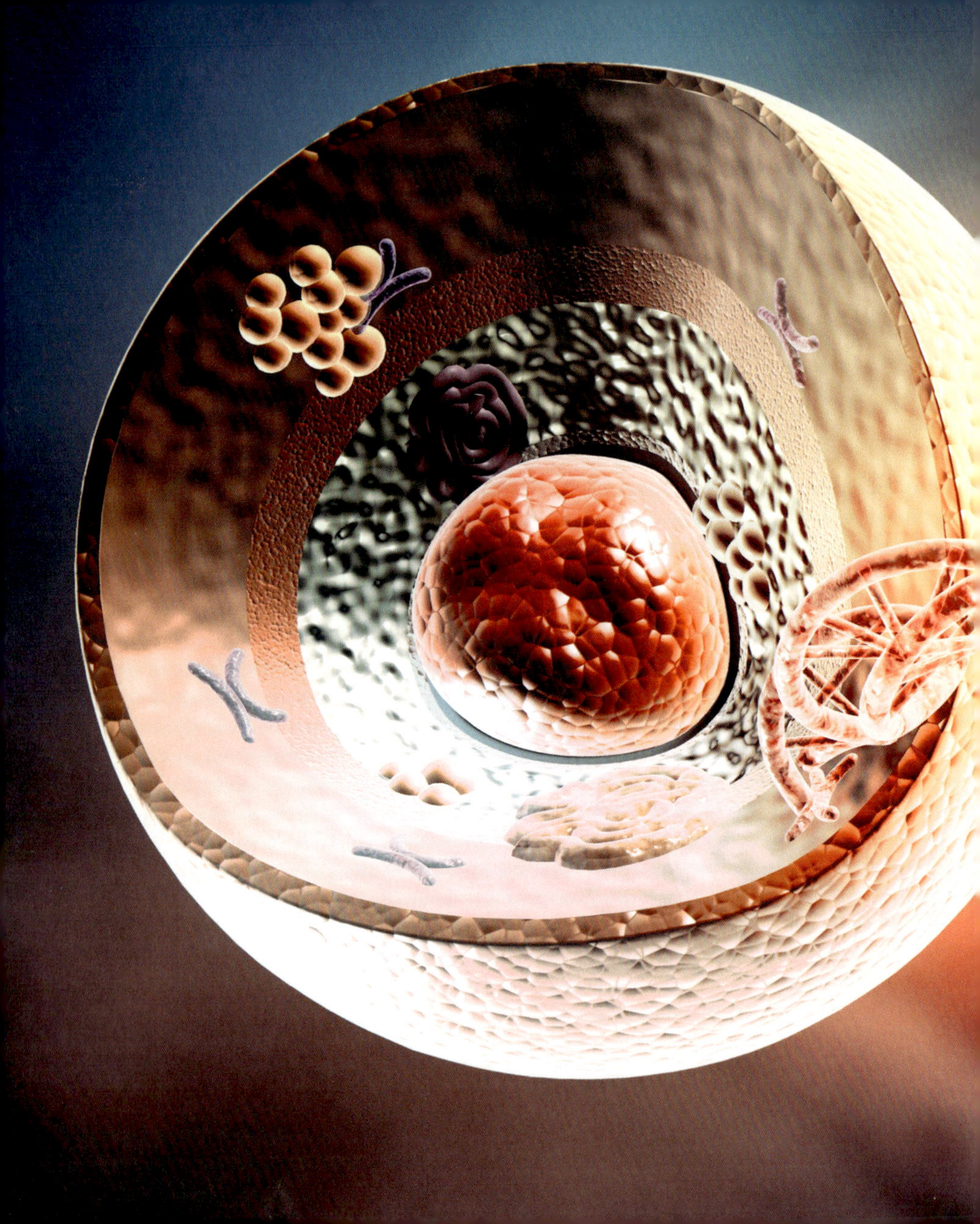

Vom Kristall zum Heilmittel: Die Geschichte von **Spermidin**

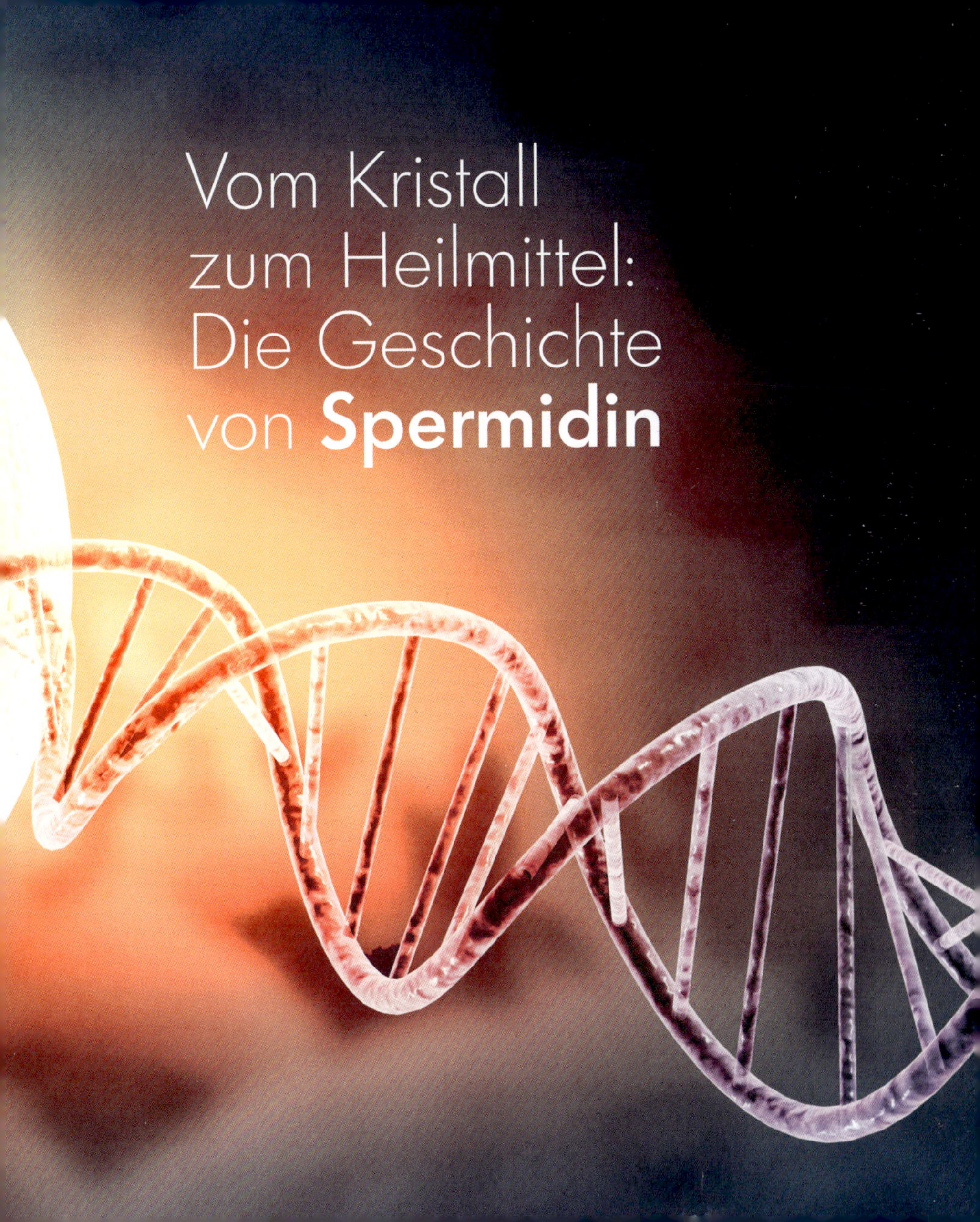

»Menschenlarven« unter dem Mikroskop

Als Antoni van Leeuwenhoek am 24. Oktober 1632 im südholländischen Delft geboren wurde, war dies in einer Epoche, die Historiker heute als das Goldene Zeitalter der Niederlande bezeichnen. Oder anders gesagt: Dem Land der Tulpen ging es so gut wie nie zuvor in der Geschichte. Und so wuchs auch der kleine Antoni im Wohlstand auf. Allerdings starb sein Vater 5 Jahre nach seiner Geburt, sodass sich seine Mutter gezwungen sah, ihren Sohn zu einem Onkel zu geben. Dort erlernte der Junge die Grundlagen der Mathematik und Physik, was sich ihm später in seiner wissenschaftlichen Laufbahn noch als sehr nützlich erweisen sollte. Bevor diese jedoch begann, kam Antoni 1648 erst einmal zu einem Tuchhändler in die Lehre, bei dem er zum Kaufmann ausgebildet wurde. Er erwies sich dabei als durchaus talentiert, weswegen man ihn dort nur zu gerne übernahm, damit er sich um die Buchhaltung des florierenden Ge-

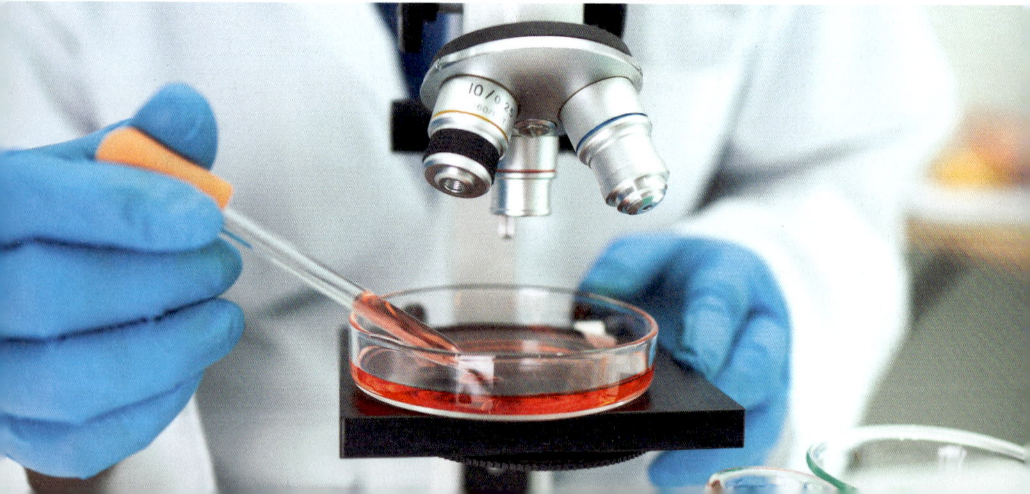

schäftes kümmerte. Dass er auch das zur allseitigen Zufriedenheit bewerkstelligte, versteht sich von selbst. Doch dann geschah etwas, das dem Leben des jungen Mannes eine neue Wendung geben sollte. Er traf nämlich den Amsterdamer Biologen Jan Swammerdam – und fortan war Antoni mit dem hartnäckigen Virus der Forscherleidenschaft infiziert.

1654 kehrte er zurück nach Delft, und er sollte die beschauliche Kleinstadt zwischen Den Haag und Rotterdam nie wieder verlassen. Wozu auch? Antoni van Leeuwenhoek brauchte die große und weite Welt nicht mehr, weil er sein Leben mehr und mehr dem Allerkleinsten widmete. Er wurde zum größten und eigentlich einzigen ernsthaften Mikroskopiker seiner Zeit.

Leeuwenhoek entwickelte und baute Mikroskope mit einer Vergrößerungsleistung, die weit über das 200-Fache hinausging.[1] Für damalige Zeiten war das absolut revolutionär, und Fachleute rätseln noch heute, wie ihm diese Erfindungen im Rahmen der damaligen technischen Möglichkeiten überhaupt gelingen konnten. Nicht weniger spektakulär waren aber auch die Entdeckungen, die ihm seine Geräte ermöglichten. So entdeckte Leeuwenhoek rund 200 Protozoen, Bakterien, Algen und andere Mitglieder des lebendigen Mikrokosmos. Er beschrieb die »dünnen, kleinen Füße oder Beine« oder auch »kleinen Pfoten« der Pantoffeltierchen und das eigentümliche »Zusammenziehen und Strecken« der Glockentierchen. Als er mit einer Pinzette ein Essigälchen zum Platzen brachte, stellte er zu seiner Verzückung fest, dass lauter neue, winzige Älchen daraus hervorschlüpften. Tatsächlich legen diese zu den Würmern gehörenden Tiere, wie man heute weiß, keine Eier, sondern bringen ihren Nachwuchs lebend, sozusagen als Miniwürmer zur Welt.

Leeuwenhoek legte aber auch Säfte und Körperteile des Menschen unter seine Vergrößerungslinsen. Dabei entdeckte er die Erythrozyten (rote Blutkörperchen) unseres Blutes, die Bakterien in unserem Zahnbelag und Schuppen auf unserer Haut, die er für eine verkümmerte Version der Fischschuppen hielt. 1677 brachte ihm ein Medizinstudent den Harnröhrenausfluss eines an Gonorrhö Erkrankten. Mit dem Hinweis, dass man darin unter dem Mikroskop »lebende Tierchen« gesehen hätte, die vermutlich durch Fäulnis der Samenflüssigkeit entstanden seien. Doch Leeuwenhoek legte auch sein eigenes Sperma unters Mikroskop – und dabei entdeckte er genau die gleichen »lebenden Tierchen«. Und im Sperma von Hasen, Ratten, Hunden, Fischen, Muscheln, Vögeln und Insekten fand er sie ebenfalls. Also zog er den richtigen Schluss, dass diese Zellen – sie wurden erst 1826 als *Spermatozoen* bezeichnet – nicht etwa durch einen krankheitsbedingten Verfall der Samenflüssigkeit entstehen, sondern deren normaler Bestandteil sind. Allerdings zog der holländische Mikroskopiker auch einen falschen Schluss, und zwar, dass es sich bei den Zellen um Menschenlarven handeln müsse, in denen der Nachwuchs bereits vorgebildet sei und nur noch heranwachsen müsse. Die Mutter spielte also in seinem Modell der Kindesentstehung lediglich die Rolle derjenigen, die den Miniaturmenschen austragen darf. Für diese verwegene These wurde Leeuwenhoek zum Teil – auch von seinem ursprünglichen Inspirator Jan Swammerdam – heftig kritisiert. Allerdings muss man ihm zugestehen, dass die mütterliche

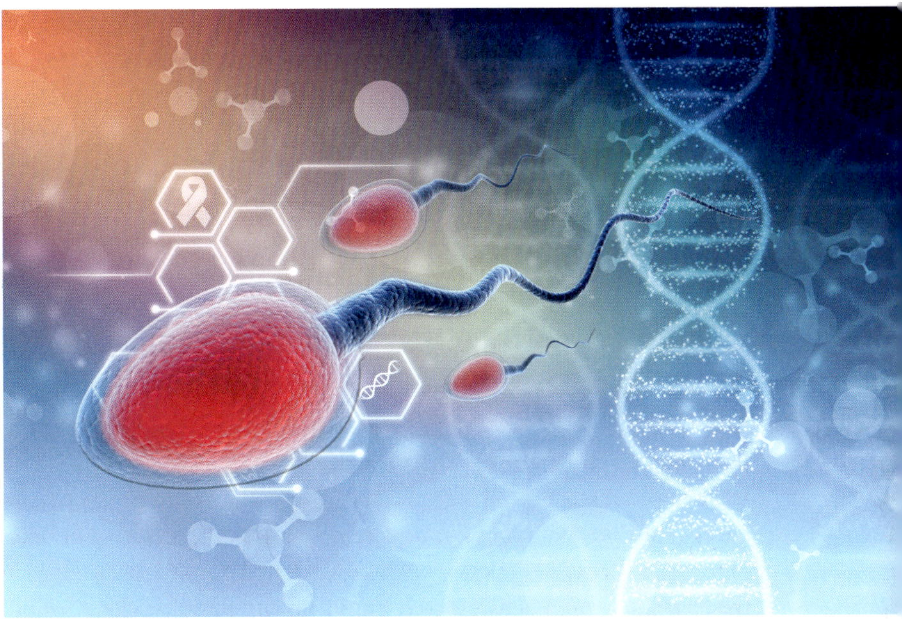

Eizelle damals noch nicht entdeckt war (das geschah erst 150 Jahre später). Um die Spermien zu finden, hatte sich Leeuwenhoek – beispielsweise nach dem ehelichen Beischlaf – bloß an seinem eigenen primären Geschlechtsorgan bedienen müssen, was ihm schon peinlich genug war. An die Eizelle einer Frau hingegen kommt man ja nicht so leicht. Der Vorgang der Befruchtung, also das Eindringen der Spermazelle ins mütterliche Ei, wurde mikroskopisch erstmals im Jahre 1843 beobachtet.[2] Wohlgemerkt an Kaninchen und nicht am Menschen.

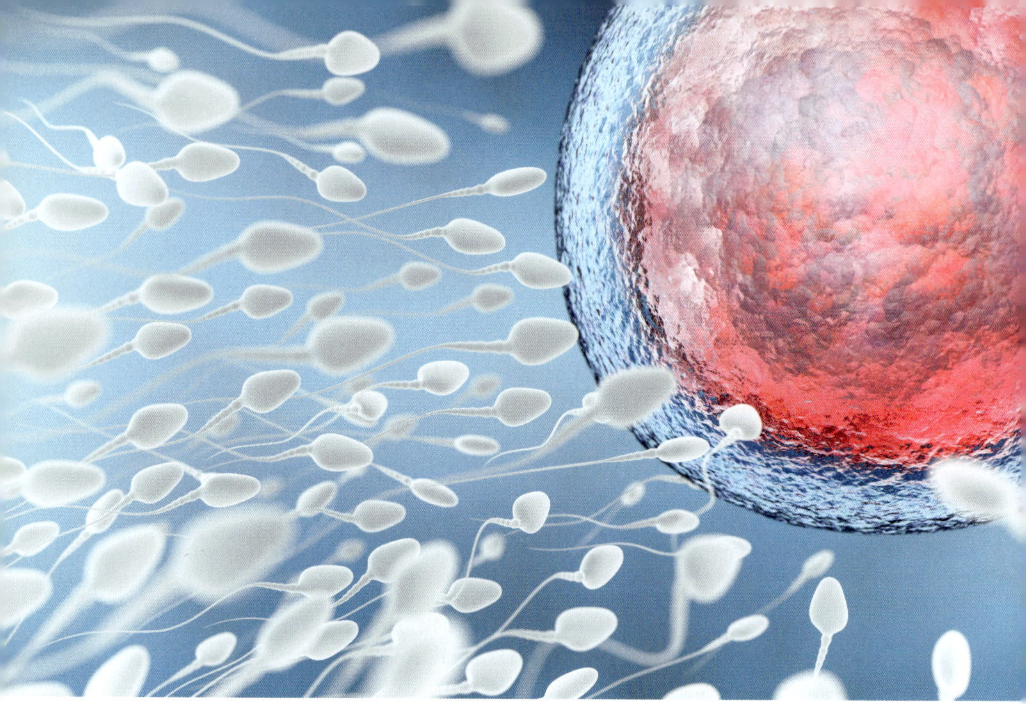

Doch auch wenn Leeuwenhoek die Rolle der Frau bei der Kindesentstehung geflissentlich ignorierte, so untersuchte er das Sperma des Mannes beziehungsweise sein eigenes Sperma dafür umso ausgiebiger. Dabei machte er 1678 die Entdeckung, dass sich nämlich in der Flüssigkeit, sofern man sie eine Zeit lang stehen lässt, eigentümliche Kristalle ausbilden. Doch der Forscher verlor schon bald das Interesse an ihnen, denn Kristalle sehen zwar ganz nett unter dem Mikroskop aus, aber sie bewegen sich nicht. Da waren die Spermatozoen mit ihrem unermüdlichen Bewegungsdrang schon erheblich attraktiver für jemanden, dem es bereits die beharrlich paddelnden Pantoffeltierchen angetan hatten.

Also begnügte sich Leeuwenhoek damit, seine Spermakristalle in einem Brief an die Royal Society[3] zu erwähnen, doch ansonsten kümmerte er sich nicht mehr darum. Und das sollte so bleiben, bis zu seinem Tode im August 1723. Wobei sein Sterbedatum auch schon wieder als ein Wink mit dem Zaunpfahl gesehen werden kann. Leeuwenhoek wurde bei bester Gesundheit fast 91 Jahre alt, was für damalige Verhältnisse kaum weniger spektakulär war als seine mikroskopischen Entdeckungen. Vielleicht lag es ja daran, dass in seinem Körper besonders große Mengen jener Substanz kursierten, deren Kristalle er in seinem Sperma gesehen hatte.

Urmotor des Lebens

Es sollte mehr als 100 Jahre dauern, bis sich mit Louis-Nicolas Vauquelin ein weiterer Forscher den Kristallen widmete.[4] Der französische Chemiker hielt sie für Phosphatsalze, die sich aus einer bisher unbekannten Substanz herausgebildet hätten. 1878, also noch einmal viele Jahre später, identifizierte der deutsche Agrarchemiker Philipp Schreiner diese Substanz als ausgesprochen basisch (Lauge).[5] Was ja auch vor dem Hintergrund der Fortpflanzung durchaus Sinn macht, da männliche Samenzellen im sauren Milieu der weiblichen Scheide nur überleben können, wenn sie basisch gepuffert werden. Mit anderen Worten: Ohne die betreffende Substanz würden die Spermien einfach weggeätzt werden, und wir wären zum Aussterben verdammt. Es war daher nur konsequent, sie auf den Namen »Spermin« zu taufen.

Vielsagende Zusatznamen

In der organischen Chemie ist es üblich, wichtige Substanzen nicht nur bei ihrem Hauptnamen zu nennen. Oft werden sie auch mit Zweit-, Dritt- oder sogar Viertnamen ausgestattet – und diese geben nicht selten schon wichtige Hinweise darauf, welche Rolle die betreffenden Substanzen in unserem Körper spielen.

So fallen im Zusammenhang von Spermin und Spermidin auch die Namen *Gerontin, Musculamin* und *Neuridin*. Man kann sie als Eselsbrücken nutzen, um sich die Wirkung der beiden Substanzen zu merken. Denn sie beeinflussen tatsächlich das Altern unserer Zellen, die Reparaturen in unserer Muskulatur sowie die Erregbarkeit der Neuronen und Gliazellen in unserem Gehirn.

Es sollte aber wiederum relativ lange dauern, nämlich bis zu den 1920er-Jahren, als ein Forscherteam um den englischen Biochemiker Otto Rosenheim die exakte Formel für diese Substanz herausfand: $C_{10}H_{26}N_4$. Und weil man so schön im Forschungsflow war, wurde gleich noch eine Base entschlüsselt, aus der die Spermakristalle bestehen: $C_7H_{19}N_3$. Als Namen dafür wählte man: Spermidin. Dabei war das Interessante an dieser Substanz, dass man sie eben nicht nur in der männlichen Samenflüssigkeit nachweisen konnte. Man fand sie auch in anderen Körperflüssigkeiten und in allen möglichen tierischen und menschlichen Organen, von der Leber bis zum Hirn. Selbst in Pflanzen und Bakterien wurde man fündig. Spermidin musste also weit mehr sein als bloß eine Schutzbase für Spermazellen. Es musste etwas sein, auf das jedes Lebewesen angewiesen ist, unabhängig davon, ob es über Sperma verfügt oder nicht. Quasi ein Urbestandteil allen Lebens, das auf dieser Welt existiert.

Nachdem nun die chemischen Strukturen von Spermin und Spermidin bekannt waren, ging man in den 1950er-Jahren dazu über, ihre Funktionen zu klären. Als Erstes wurden Untersuchungen zu Bakterien durchgeführt, wobei sich zeigte, dass Spermin das Wachstum einiger Bakterien anregt. Spermidin hingegen hemmt das Wachstum von grampositiven Bakterien wie etwa den berüchtigten Streptokokken, Staphylokokken und Listerien.

Im Jahre 1970 veranstaltete die New York Academy of Sciences einen wissenschaftlichen Kongress zu den Polyaminen, also jener

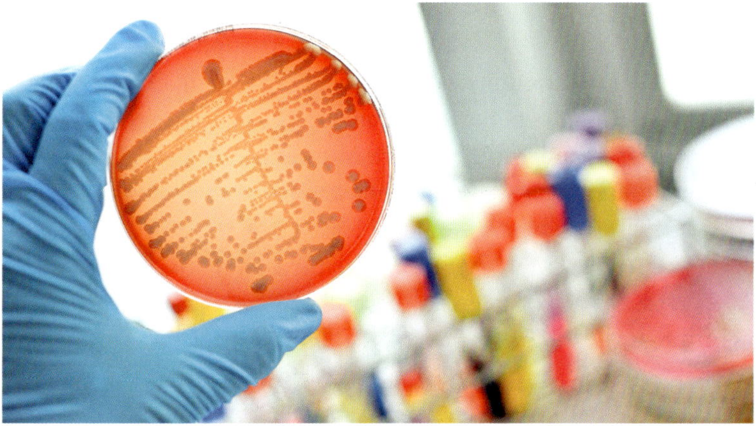

übergeordneten Stoffgruppe, zu der Spermin und Spermidin gehören. Im Mittelpunkt standen nun nicht mehr die Wirkungen auf Bakterien, sondern auf mehrzellige Lebewesen und Organe. Eine bleibende Erkenntnis aus dem Kongress war: Wenn es bei Lebewesen irgendwo um Wachstum geht, findet man auch größere Mengen an Spermidin. Also beispielsweise bei der Wundheilung oder im Anschluss an einen Organschaden, während der Schwangerschaft sowie beim Heranwachsen vom jungen zum erwachsenen Tier. Besonders beeindruckt zeigten sich die Forscher von den Spermidinwerten in heranwachsenden Hühnerküken.[6] Sollte dieses Polyamin also eine Art Motor allen Lebens sein?

Vom Zerfall zum blühenden Leben

Spermidin gehört chemisch zur Substanzgruppe der *Polyamine*. Darunter versteht man in der Chemie organische Verbindungen mit endständigen Aminogruppen, die in den Organismen sehr unterschiedliche Funktionen übernehmen können. Spermidin hat drei solcher Gruppen, Spermin vier. Aber die Aminogruppen können auch von einem Polyamin zum anderen wandern, was dann natürlich Auswirkungen auf den Organismus hat.

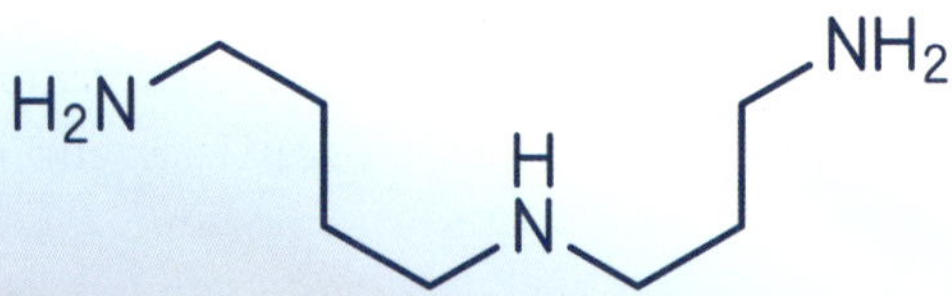

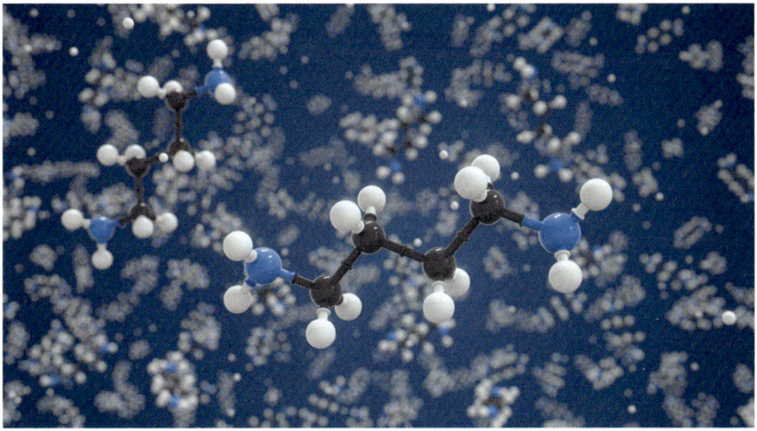

So ist der Ursprungsstoff von Spermidin ein Polyamin mit zwei Aminogruppen, mit Namen Putrescin. Bei diesem ist man eigentlich ganz froh, wenn es nicht zu viel davon gibt, weil es beim Verwesen von Fleisch durch die Zersetzung von Aminosäuren entsteht und einen süßlich-ätzenden Fäulnisgeruch verbreitet. Pflanzt man ihm jedoch eine zusätzliche Aminogruppe auf den Buckel, verliert es seinen Stinkcharakter und wird zu Spermidin. Wenn man diesem auch noch eine Aminogruppe aufsattelt, dann entsteht Spermin. Diese beiden sind das krasse Gegenteil von Putrescin, da sie unser Erbgut schützen und insbesondere Spermidin auch noch eine Schlüsselrolle im Wachstum und der Abfallentsorgung der Zellen spielt. Man kann also durchaus sagen, dass der Umbauprozess von Putrescin zu Spermidin und Spermin zuverlässig anzeigt, wie lebendig wir sind.

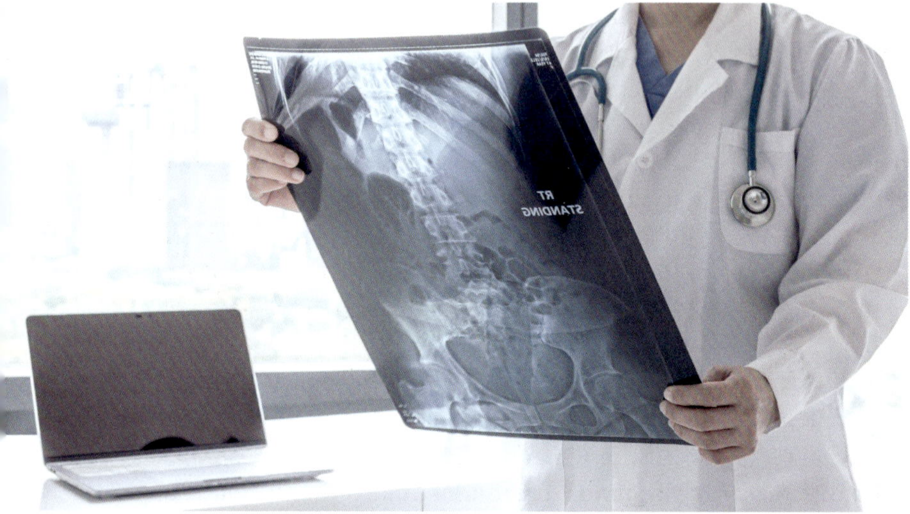

Unter Verdacht!

Einen Dämpfer erhielt diese positive These in den 1960er-Jahren, als Spermidin im Zusammenhang mit der Entstehung von Krebserkrankungen diskutiert wurde. Wobei man schon sagen muss, dass dieser Verdacht nahelag. Denn wenn eine Substanz immer dann in großen Mengen auftaucht, wenn es um ein zügiges Wachstum geht, muss man sie auch beim Krebs erwarten. »Tumorzellen wachsen besonders schnell«, erklärt Molekularbiologe Professor Uriel Bachrach von der Hadassah Medical School in Jerusalem. »Es ist daher nicht verwunderlich, dass man in ihnen besonders viele Polyamine gefunden hat.«

Anfang der 1970er-Jahre entdeckten US-Forscher, dass Krebsgeschwüre große Mengen an Spermidin und anderen Polyaminen ausschütten, die man auch im Blut und im Urin nachweisen kann.[7] »Also begann man natürlich daran zu forschen, ob man den Polyaminwert in Urin und Blut beispielsweise dazu einsetzen kann, um herauszufinden, ob eine Krebstherapie anschlägt oder nicht«, so Bachrach. Zudem wurde ein Wirkstoff namens Eflornithin entwickelt, um die Polyamine auszuschalten, mit der Hoffnung, dadurch das Wachstum von Tumoren verlangsamen zu können. Dies war allerdings nicht der Fall. Heute wird Eflornithin nicht etwa als Krebstherapeutikum eingesetzt, sondern bloß noch zur Therapie der afrikanischen Schlafkrankheit sowie zur Behandlung von extrem starkem Haarwuchs. Denn bei den extrem schnell wachsenden Erregern der Schlafkrankheit und den gleichfalls sehr rasch wachsenden Haarfollikelzellen mag es sinnvoll sein, ihnen den Polyaminhahn zuzudrehen. Doch beim Krebs gilt das allenfalls für Polyamine wie Putrescin und das gleichsam bei Fäulnisprozessen auftretende Cadaverin, dessen Name bereits Schlimmes beziehungsweise wenig Vitalisierendes erahnen lässt. Aber Spermin und vor allem Spermidin sollte man partout nicht als Tumorbooster einschätzen. Sie sind das genaue Gegenteil davon.

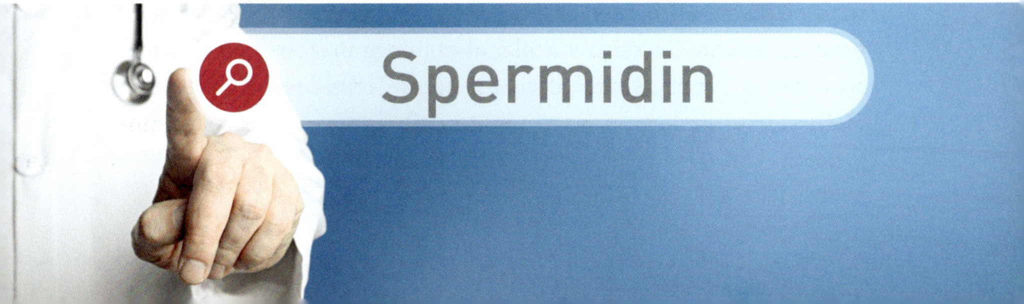

Und schon der Freispruch!

Ning Chen von der Sports University in Wuhan hat zusammen mit chinesischen Forscherkollegen die Studienlage zum Thema »Spermidin und Krebs« gesichtet und einer ausführlichen Analyse unterzogen.[8] Sein Resümee fällt eindeutig aus: »Obwohl erhöhte Polyaminwerte als Biomarker bei vielen Krebsarten identifiziert wurden, zeigen aktuelle Erhebungen, dass eine erhöhte Aufnahme von Spermidin die Gesamtsterblichkeit im Zusammenhang mit Krebserkrankungen reduzieren kann.« Dazu zitiert der chinesische Sportmediziner eine internationale Studie an 829 Männern und Frauen, deren Sterberisiko mit dem Spermidingehalt in ihrer Ernährung verglichen wurde. »Es zeigte sich, dass Spermidin vor zwei der bekanntesten Todesursachen schützt: Krebs und Herz-Kreislauf-Erkrankungen«, berichtet Chen. Wer von dem Polyamin mindestens 80 Mikromol (das entspricht ungefähr 12 Milligramm) pro Tag verzehrte, hatte das geringste Risiko, im Beobachtungszeitraum von 20 Jahren zu versterben. Der Überlebensvorteil von spermidinreicher im Vergleich zu spermidinarmer Ernährung (weniger als 62 Mikromol oder 10 Milligramm pro Tag) betrug etwa 5 Jahre.

Chen erklärt sich den krebshemmenden Effekt von Spermidin daraus, dass es wie eine Fastenkur wirkt: »Es führt zu ähnlichen physiologischen Effekten wie bei einer Reduktion der Kalorienzufuhr.« Und von der sei ja schon länger bekannt, dass sie das Krebsrisiko senkt. Wir werden auf diesen Aspekt später (im Kapitel »Wie Heilfasten – nur ohne Hungern«) noch ausführlich zu sprechen kommen.

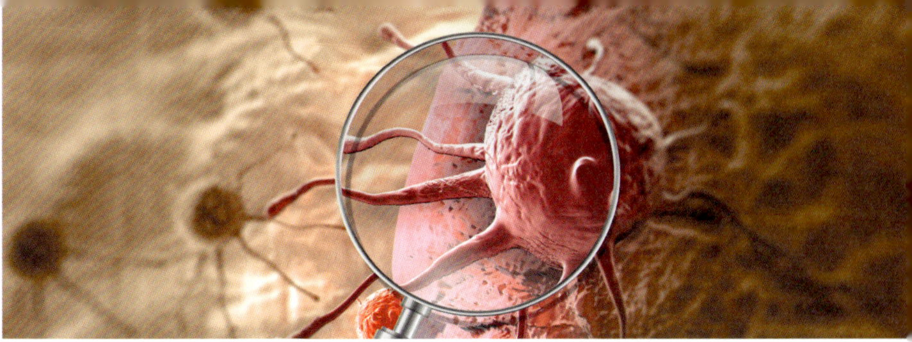

Bleibt die Frage, was passiert, wenn der Krebs bereits ausgebrochen ist. Prinzipiell wäre denkbar, dass Spermidin, gerade weil es bei schnellem Zellwachstum zugeschaltet wird, zur Verbreitung von Tumorzellen, also auch zur Bildung von Tochtergeschwüren (Metastasen), beiträgt. Wissenschaftliche Belege dafür gibt es allerdings nicht. Polyaminblocker konnten vielmehr die in sie gesetzten Erwartungen als Krebstherapeutikum nicht erfüllen, es bringt also offenbar nichts, Spermidin abzuschalten.

Außerdem gibt es sogar Hinweise darauf, dass es die Wirkung einer Chemotherapie verstärkt. Eine mögliche Erklärung dafür wäre, dass Spermidin die Autophagie, also die Müllabfuhr und das Recycling in den Zellen unterstützt, die ja beide bei einem aggressiven Verfahren wie der Chemotherapie mehr benötigt werden als sonst. Wir werden später noch ausführlich auf diesen Prozess der zellulären Selbstreinigung zu sprechen kommen. Als weitere Erklärung für die Krebshemmung durch Spermidin käme aber auch infrage, dass es die sogenannte »Immunosurveillance« (Immunüberwachung) verbessert. Denn Tumorzellen haben die verhängnisvolle Fähigkeit, sich für das Immunsystem unkenntlich und dadurch unangreifbar zu machen. Auf diese Weise können sie sich unbehelligt vermehren. Spermidin jedoch konnte im Laborversuch zeigen, dass es die Immunosurveillance verbessert, die Immunabwehr also wieder zum Erkennen entarteter Zellen befähigt. Es fungiert also gewissermaßen als Wiedererwecker oder auch Lehrer für ein Immunsystem, das »schläfrig« geworden ist, sodass ihm immer wieder Tumorzellen durch die Lappen gehen.

Wecksignal fürs Immunsystem

Der australische Mediziner und Mikrobiologe Frank Macfarlane Burnet (1899–1985) ist Entdecker der Immunosurveillance (Immunüberwachung). Demnach hält das Immunsystem ständig Ausschau nach Krebszellen, um diese zu zerstören. Dazu muss es sie natürlich erkennen, und zuständig dafür sind die T-Zellen, die einen Tumor an bestimmten Merkmalen identifizieren, welche er auf seinen Krebszellen präsentiert. Das glückt jedoch nicht immer. Bei Krebs, der durch Viren ausgelöst wird, gelingt es besser. Bei anderen Krebsformen jedoch – und die machen mehr als vier Fünftel aller Krebserkrankungen aus – funktioniert es eher schlechter. Außerdem wird die Immunosurveillance mit zunehmendem Alter insgesamt immer schwächer. Doch möglicherweise kann man mit Spermidin etwas gegen diese defizitäre Entwicklung tun. Erste Forschungen in diese Richtung laufen bereits.

Burnet erhielt 1960 den Nobelpreis für Medizin und war 1951 bereits in den britischen Adelsstand erhoben worden. Er trug somit den Titel »Sir«.

Friss – oder stirb!

Mitte der 1950er-Jahre beschrieben Forscher erstmals den Vorgang der *Autophagie.* Der Begriff stammt von dem altgriechischen Wort *autóphagos* ab, das man am besten mit »Selbstverzehr« übersetzen kann. In der lebenden Zelle bezeichnet er nämlich jenen Prozess, mit dem sie eigene Bestandteile – die sie nicht mehr braucht und die ihr schaden können – abbaut und wiederverwertet, also zu neuen Strukturen umbaut. Die Autophagie kann fehlgefaltete Proteine und auch ganze Zellorganellen betreffen. Eng verwandt mit ihr ist die *Phagozytose*, bei der Stoffe von außerhalb der Zelle aufgenommen und verwertet werden. Sie wird bei Säugetieren durch *Phagozyten* durchgeführt, die den meisten von uns wohl eher als *Fresszellen* bekannt sind, welche sich als Teil unseres Immunsystems über eingedrungene Bakterien und andere unerwünschte Krankheitserreger hermachen. Die meisten von uns werden außerdem schon in der Schule gelernt haben, wie wichtig das für unsere Gesundheit und unseren Schutz vor Infekten ist. Aber Autophagie ist mindestens genauso wichtig für uns.

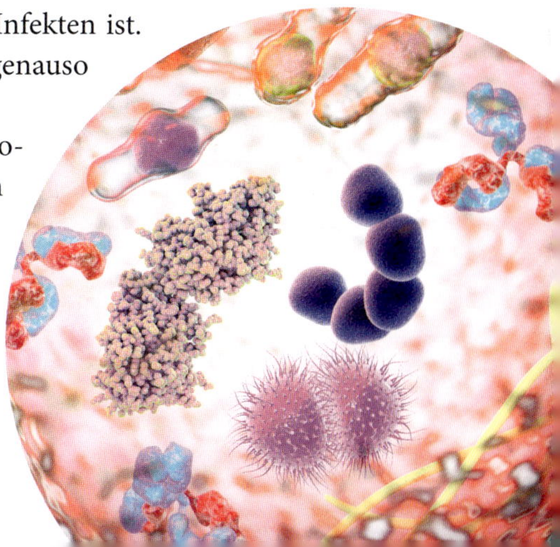

Die Forschung hinsichtlich Autophagie nahm in den 1960er-Jahren richtig an Fahrt auf. 1974 erhielt der belgische Biochemiker Christian de Duve den Nobelpreis für die Entdeckung, dass für die Autophagie vor allem zwei Zellbestandteile zuständig sind: die Lysosomen und die Peroxisomen. Was er aber nicht beantworten konnte: Was löst den Prozess aus? Wie wichtig ist Autophagie für das Überleben der Zelle? Und wie groß ist ihre Rolle beim Verhindern von Krankheiten?

Die Beantwortung dieser Fragen gelang in den 1990er-Jahren dem japanischen Zellbiologen Yoshinori Ōsumi. Er fand fünfzehn Gene, die den Prozess der Selbstverdauung in Gang setzen.[9] Außerdem beobachtete er, dass die Zelle sich dadurch nicht nur von Belastendem befreit, sondern auch Energie aus diesem Prozess gewinnt. Das sei überlebensnotwenig, mahnt Ōsumi. Ohne funktionierende Autophagie drohen Krankheiten wie Demenz, Parkinson, Diabetes und Infarkte. Es ist also besser, sie klappt reibungslos.

Doch wie bringt man die Autophagie in Gang? Ōsumis Antwort: Indem man die Zelle nährstoffarmen Bedingungen aussetzt – also den Körper hungern lässt. Dadurch wird sie gezwungen, auf die Energielieferung per Selbstverdauung umzuschalten.[10] Womit eine wissenschaftliche Erklärung für die wohltuenden Effekte des Heilfastens gefunden war. Andererseits war dies auch eine schlechte Nachricht für alle, die sich verweigern oder immer wieder scheitern, wenn es um das Drosseln der Kalorienzufuhr geht. Bleibt ihnen der gesundheitliche Segen der Autophagie verwehrt? Die Antwort darauf gaben Anfang dieses Jahrtausends die Wissenschaftler um den deutschen Biochemiker Frank Madeo.

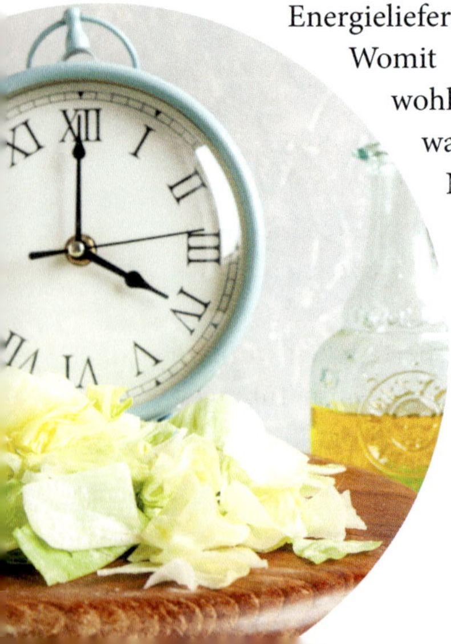

Bodenständig zum Weltruhm

Yoshinori Ōsumi wurde 1945 im südjapanischen Fukuoka geboren. Er studierte zunächst Chemie, später Molekularbiologie. Nach seiner Promotion 1974 forschte er 3 Jahre lang an der Rockefeller-Universität in New York. Danach gründete er sein eigenes Labor in Tokio. 2016 erhielt er für seine Forschung zur Autophagie den Nobelpreis für Medizin.

Der Sekretär der Nobeljury, Thomas Perlmann, sagte, Ōsumi habe »ziemlich erstaunt« gewirkt, als er ihn am Telefon über die Auszeichnung informiert hatte. Dies passt zu seinem Charakter: Der japanische Forscher wird von seinen Kollegen als ausgesprochen bescheidener, bodenständiger und warmherziger Mensch beschrieben.

Was Zellen in den Selbstmord treibt

Geboren wurde Frank Madeo 1967 im Ruhrgebiet. Seine Familie stammt aber aus dem italienischen Kalabrien, wo man, wie er zu sagen pflegt, »durchaus die Vorzüge einer opulenten Küche zu schätzen weiß«. Man kann also sagen, dass die Vorzeichen in seinem Leben wahrlich nicht auf Fasten und Hungerstoffwechsel standen, die später zum Schwerpunkt seiner Forschertätigkeit wurden. Er studierte zunächst Biochemie und übernahm 1994 in Tübingen eine Forschergruppe, die sich dem sogenannten programmierten Zelltod widmete: der Apoptose. Hierbei handelt es sich um einen

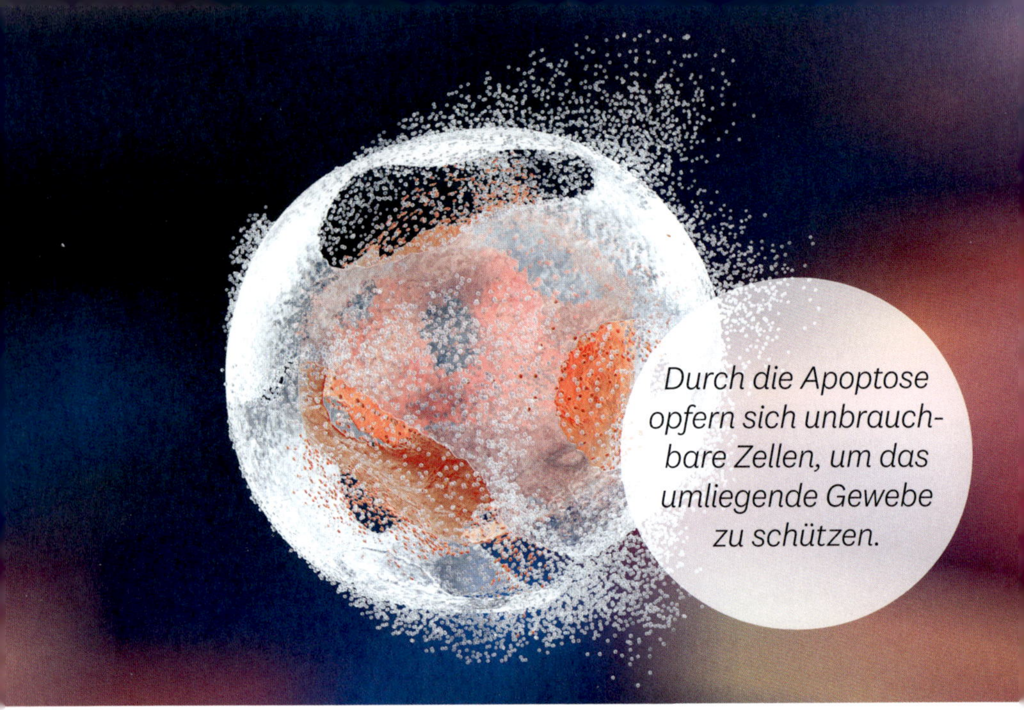

Mechanismus, durch den der Organismus von geschädigten und damit potenziell selbst schädlichen Zellen befreit wird. Nach dem Muster: Ich störe den Gesamtablauf, also begehe ich Selbstmord, damit alles weitergehen kann. Man könnte das auch als altruistischen Suizid bezeichnen.

Durch die Apoptose opfern sich unbrauchbare oder gar gefährliche Zellen, um das umliegende Gewebe zu erhalten oder zu schützen. Dieser Mechanismus macht Sinn, wenn man die Überlebenschancen eines Lebewesens betrachtet, das aus mehreren Zellen besteht. Denn warum schadhafte Zellen mitschleppen, wenn es ohne sie besser klappen würde?

Doch wie ist das bei Einzellern? Gibt es bei ihnen auch eine Apoptose? Denn wenn sie Selbstmord begehen, dienen sie ja prinzipiell keinem »höheren Leben«, weil sie ja nicht Teil eines Organismus sind. Frank Madeo und seinem Forscherteam gelang 1997 jedoch der Nachweis, dass auch Hefezellen, und damit einzellige Organismen, eine Apoptose einleiten können.[11] Der Grund liegt darin, dass sie nicht in einem Organismus, sondern in einem Zellverband leben, also in einer Population einzelner Hefezellen. Und der profitiert vom altruistischen Selbstmord funktionsschwacher Mitglieder genauso wie ein Organismus. Bei beiden herrscht das Prinzip: Wer schwächelt und möglicherweise sogar den Verband schädigt, verabschiedet sich, während andere Zellen nicht nur überleben, sondern sogar in ein Stadium übergehen, in dem sie *längere Zeit* überdauern können. Als hätten sie die Lebenszeit, die von ihren Artgenossen hergeschenkt wurde, kurzerhand übernommen.

2004 wurde Madeo an die Universität Graz berufen. Dort begann er gemeinsam mit seinem Team zu untersuchen, welche Faktoren eigentlich konkret zur Apoptose beitragen. Bis dahin wusste man nur, dass sie abgerufen wird, wenn eine Zelle zum potenziell schädlichen Problem für einen Organismus wird. Doch welcher physiologische Prozess steckt dahinter? Woher weiß die Zelle, wann die Zeit für ihren Abschied gekommen ist? Und wie setzt sie ihn in Gang?

Als Hauptauslöser der Apoptose entlarvten die Forscher den sogenannten oxidativen Stress, also die Anreicherung von chemisch aggressiven Sauerstoffradikalen. Sie sind das Signal für die Ausschüttung eines Enzyms, das die bereits beschriebenen Poly-

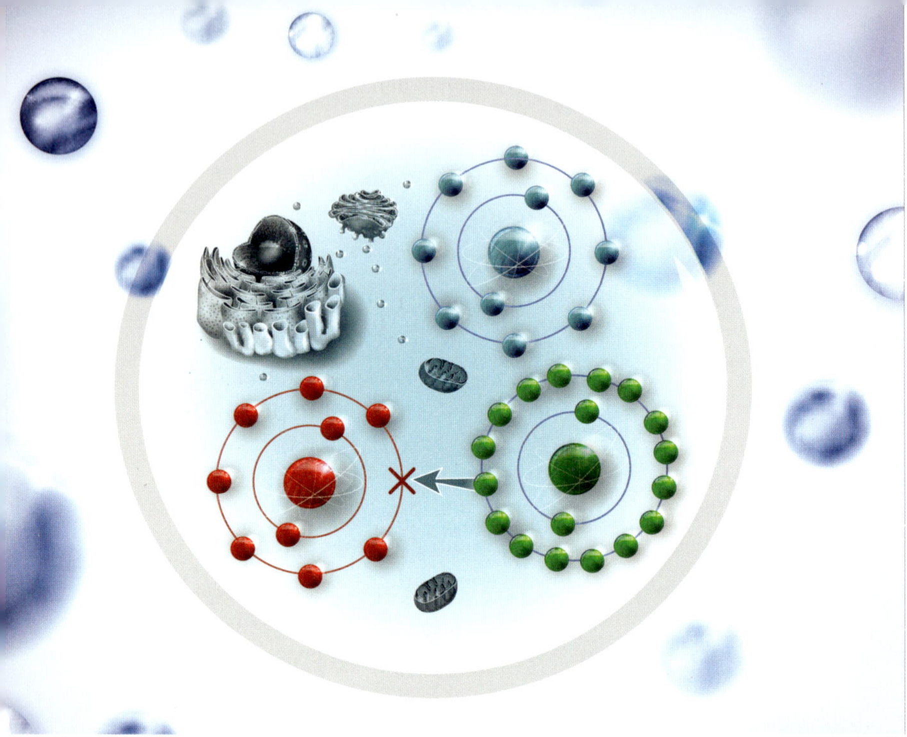

amine abbaut und dadurch den Vorgang der Apoptose anstößt. Man könnte auch sagen: Das Enzym zieht letzten Endes den Stecker für Stoffwechselvorgänge, die normalerweise das Leben weiterlaufen lassen würden. Dies brachte Madeo und seine forschenden Mitstreiter auf die Idee, zu untersuchen, was passieren würde, wenn man alternde Zellen mit einem besonders aktiven Polyamin – nämlich Spermidin – behandelt. Denn wenn das Ausschalten dieser Substanz zum Zelluntergang führt, könnte es dann nicht sein, dass man das Leben verlängern kann, indem man diese Substanz im Spiel hält?

Wie ein Fahrrad im Rost

Im Zentrum des berüchtigten oxidativen Stresses stehen die *freien Radikale*. Sie werden immer wieder als Mitverantwortliche genannt, wenn es um die Entstehung von chronischen und degenerativen Erkrankungen geht, vom Herzinfarkt über die Demenz bis hin zur Arthritis. Der Grund: Sie spielen die Rolle des tragischen und rachsüchtigen Helden im großen Schauspiel der Chemie.

Normalerweise geht es nämlich in diesem Schauspiel halbwegs fair zu: Die Atome und Moleküle helfen sich untereinander mit einzelnen Teilstücken aus und am Ende haben alle etwas davon. Doch bei den Radikalen stimmt die Rechnung am Ende einfach nicht. Sie gehen aus den chemischen Reaktionen als gezeichnete Verlierer hervor, in deren Hülle die Elektronen nicht, wie es sonst üblich ist, in Paaren, sondern zum Teil nur als Singles herumschwirren. Ein Defizit, das die Radikale unbedingt verändern wollen, weswegen sie sich aggressiv an den Elektronen anderer Atome und Moleküle bedienen. Beispielsweise an Fetten und Eiweißen, und damit auch an Zellstrukturen, die daraufhin Schaden nehmen wie ein Fahrrad, das im Regen rostet. Wer will so etwas schon im Körper haben?

2009 veröffentlichte das Forscherteam um Madeo eine Studie, in der man austestete, inwieweit sich das Verabreichen von Spermidin auf die Lebensdauer von Hefezellen, Fruchtfliegen, Würmern und Mäusen – vier weithin anerkannten Modellorganismen des Alterns – auswirkt.[12] Das Ergebnis: Alle vier lebten mit Extraportionen des Polyamins deutlich länger als ohne. Herausragend dabei war die Lebensspanne von Fruchtfliegen. Sie verlängerte sich um sage und schreibe 30 Prozent, sofern man ihr Futter mit Spermidin angereichert hatte. Bei einer Fliege macht das trotzdem nur ein paar Tage aus, zudem darf man die 30 Prozent auch nicht eins zu eins auf den Menschen übertragen. Aber dass sich Spermidin auch auf dessen Lebenserwartung auswirken könnte, demonstrierte Madeos Team in einem Versuch an humanen Blutzellen. Von denen lebten nämlich nach 12 Tagen in einer normalen Nährlösung gerade mal 15 Prozent. Hatte man diese Lösung jedoch mit Spermidin angereichert, verbesserte sich die Quote auf 50 Prozent, also auf mehr als das Dreifache.

Bleibt die Frage, worin die lebensverlängernde Kraft von Spermidin liegt. Madeo und andere Forscher fanden heraus, dass dieser Stoff die Apoptose offenbar nach innen, in die Zelle holt. Apoptose heißt, dass sich Zellen verabschieden und unauffällig entsorgt werden, wenn sie zur Last werden. Aber diesen Selbstreinigungsprozess gibt es eben auch im Zellinneren, denn dort werden immanente Zellteile abgebaut und entsorgt, sofern sie zum Problem geworden sind: Die bereits erwähnte Autophagie. Normalerweise wird sie angestoßen, wenn wir fasten. Mit Spermidin können wir aber offensichtlich einen ähnlichen Effekt erzielen, weswegen die-

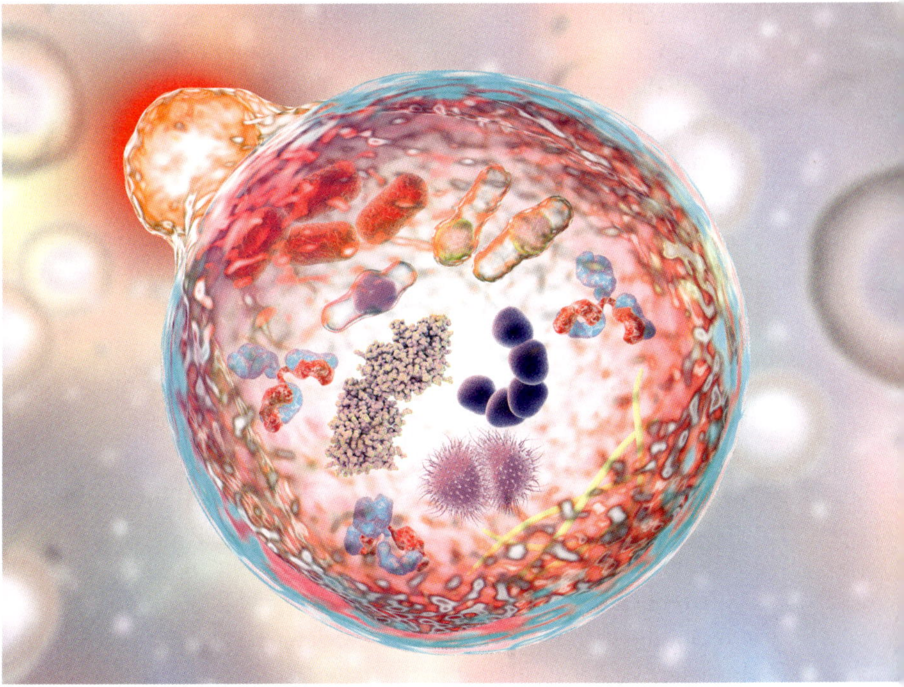

ser Stoff von Forschern auch gerne als »Fasten-Mimikry« bezeichnet wird. Weil er genauso wirkt wie Fasten, aber eben nicht identisch mit ihm ist, da ein wesentlicher Faktor bei ihm fehlt: die Kalorienrestriktion. Mit Spermidin können wir also von den gesundheitlichen Effekten des Fastens profitieren, ohne uns beim Essen zurückhalten und kasteien zu müssen. Das klingt schon ziemlich verlockend – und lohnt einen näheren Blick.

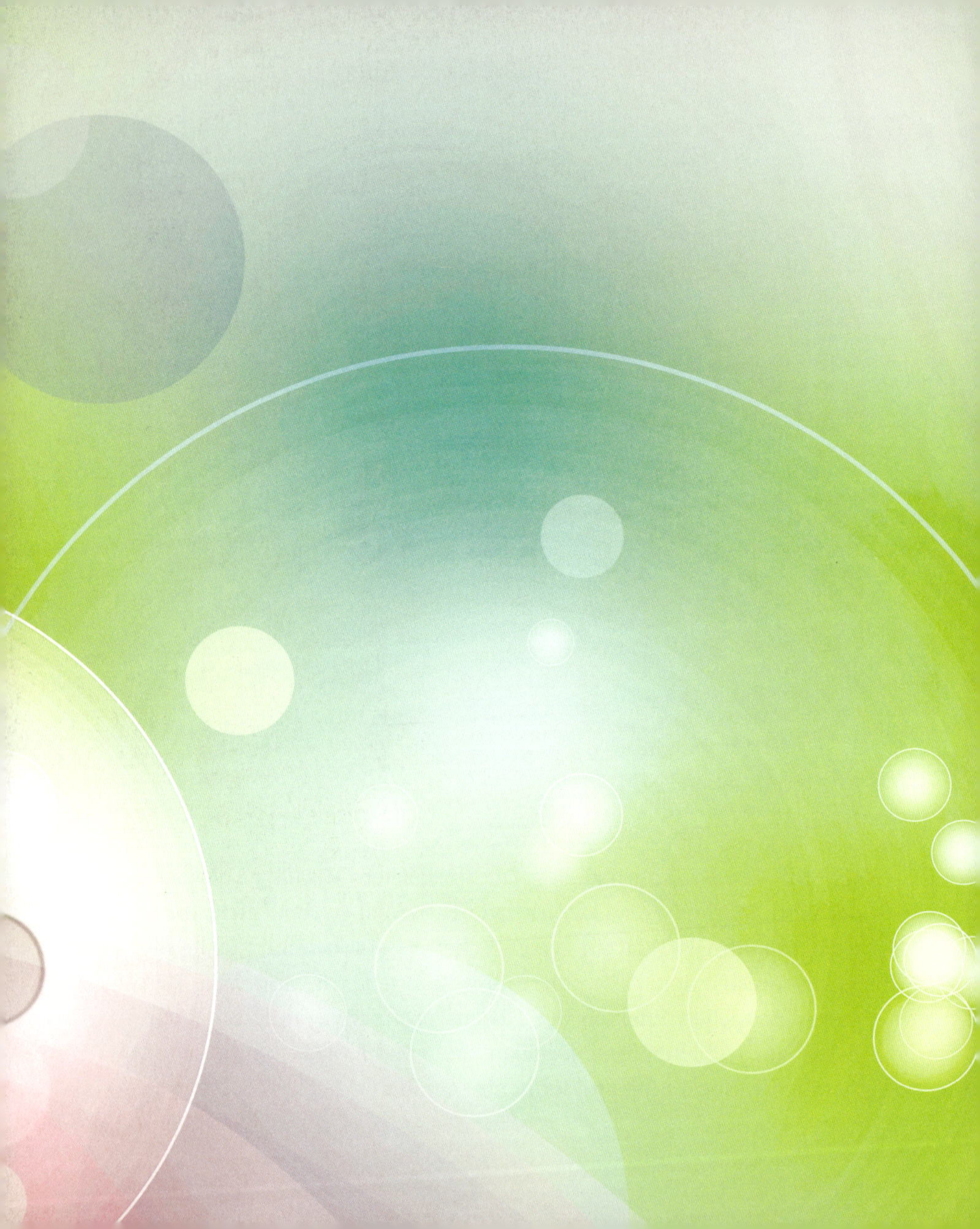

Autophagie: Jede Zelle hat ihren Jungbrunnen!

Autophagie: Jede Zelle hat ihren Jungbrunnen!

Um die physiologischen Wirkungen von Spermidin besser zu verstehen, schauen wir auf einen biologischen Prozess, der so alt ist wie das Leben selbst: die Autophagie. Man findet sie in allen eukaryotischen Organismen, also in allen Tieren und Pflanzen, die aus Zellen mit einem echten Kern bestehen, wie etwa in Hefe, Würmern, Fliegen und Mäusen, und schließlich auch in Affen und Menschen. Autophagie ist vergleichbar mit einer Müllabfuhr, die in den Zellen für Sauberkeit sorgt. Aber das trifft nur zum Teil zu: Denn Autophagie heißt nicht nur, dass alles, was nicht mehr gebraucht wird oder sogar potenziell schädlich ist, entsorgt wird, sie bedeutet auch, dass aus dem Müll etwas Neues entsteht. Autophagie kann man also am besten mit einem intrazellulären Recycling vergleichen.

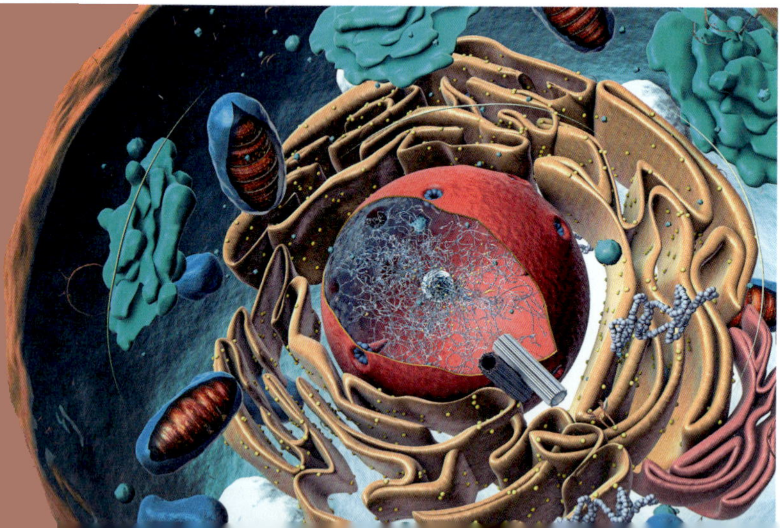

Noch ein bisschen Biologie …

Für das bessere Verständnis der Autophagie sollte man sich noch einmal einige Schlüsselbegriffe der Zellbiologie vergegenwärtigen. Denn für die meisten von uns dürfte der Biologieunterricht an der Schule ja doch schon einige Jahre zurückliegen.

- Die *Zelle* bildet die kleinste lebende Einheit aller Organismen. Einzeller bestehen nur aus einer Zelle und Mehrzeller aus mehreren Zellen, die – bei höheren Organismen – zu funktionellen Einheiten verbunden sind und ein sogenanntes *Gewebe* bilden. Der menschliche Körper besteht aus mehreren Hundert verschiedenen Zell- und Gewebetypen.
- *Organellen* sind abgrenzbare Einheiten innerhalb einer Zelle, mit einer besonderen Funktion. Man kann sie auch mit den Organen vergleichen – nur dass sie eben nicht aus einem Gewebe mit mehreren Zellen bestehen.
- Zu den wichtigsten Organellen gehört der *Zellkern,* in dem sich das Erbgut befindet. Ebenso das *Mitochondrion,* das 1957 von dem US-Biologen Philip Siekevitz als »Kraftwerk der Zelle« (»Powerhouse of the Cell«) bezeichnet wurde, weil es für die Energieversorgung der Zelle zuständig ist.

Autophagie statt Apoptose – Recycling statt Selbstmord!

Unser Organismus besteht aus rund 30 Billionen Zellen – das ist eine Zahl mit dreizehn Nullen! All diese Zellen arbeiten unermüdlich für uns, im Herz, im Hirn und natürlich auch in den Muskeln und Entgiftungsorganen wie unserer Leber. Und wie das nun mal so ist, fällt dabei eine Menge Müll an – und das in jeder einzelnen der 30 Billionen Zellen. Er reicht von fehlgefalteten Proteinen bis – mit Ausnahme des Zellkerns – zu kompletten Organellen, also den intrazellulären Organen. So haben etwa Mitochondrien, also die Kraftwerke einer Zelle, eine Lebensdauer von rund 10 Tagen. Danach müssen sie entsorgt werden, und das möglichst elegant, sodass es zu keinen Störungen im Funktionsablauf der Zelle kommt. Wir sind ja in unserem Alltag auch froh darüber, dass die Müllabfuhr regelmäßig unseren Müll entsorgt, bevor er zu stinken anfängt und zu einem hygienischen Problem wird, das uns möglicherweise schlimme Krankheiten einbrockt. Bei unseren Zellen ist das nicht anders.

Eine intakte Autophagie vermag Zellen geradezu neues Leben einzuhauchen. Ohne störenden Abfall funktionieren sie schlichtweg besser; ganz zu schweigen davon, dass von dem unentsorgten und vor sich hin gammelnden Müll zunehmend Unheil droht, beispielsweise in Form von Giften. So etwas kann dann durchaus das Ende einer Zelle bedeuten – und wenn es mehrere Zellen betrifft, auch das Ende eines Gewebes oder sogar eines Organs.

Zudem neigen gerade Mitochondrien dazu, in Anbetracht ihres eigenen Untergangs gleich ihre komplette Mutterzelle mit untergehen zu lassen. Denn als Kraftwerke stehen sie unter oxidativem Dauerstress, der ihre Wände undicht werden lässt. Es entstehen dort immer mehr Lecks, aus denen Signalproteine ins Plasma gelangen, die der Zelle den Befehl geben, ihr Selbstmordprogramm, also die bereits erwähnte Apoptose, zu aktivieren. Die Autophagie kann hier korrigierend eingreifen: Sie zieht die Mitochondrien aus dem Verkehr, bevor sie ihre Mutterzelle in den Harakiri treiben können. Nach dem Motto: Erst einmal versuchen, das Problem in der Zelle zu lösen, bevor man sich von der ganzen Zelle trennen muss.

Nicht immer nützlich!

Autophagie muss nicht immer positive Konsequenzen haben. Wenn sie fehlerhaft – etwa verzögert oder auch beschleunigt – abläuft, kann das beispielsweise bei Patienten mit der Darmerkrankung Morbus Crohn dazu führen, dass die Darmflora, also die Zusammensetzung der Darmbakterien, gestört ist. Außerdem gilt eine beschleunigte Autophagie als Mitverursacher der Alzheimerkrankheit.

Sogar funktionierende Autophagieprozesse können schädlich für uns sein. Dann nämlich, wenn sie in den falschen Zellen ablaufen. So kann etwa ein Krebstumor eine Strahlen- oder Chemotherapie besser überstehen, wenn die Autophagie ihm den Müll aus den Zellen räumt, der durch die aggressiven Behandlungen entsteht.

Ein Drama mit Happy End

Besonders wichtig ist Autophagie naheliegenderweise für diejenigen Zelltypen, die nicht ersetzt werden können. So haben etwa Neurone, die exakt so lange durchhalten müssen wie ihr Besitzer, kaum eine andere Möglichkeit, sich ihre Funktionsfähigkeit zu erhalten. Bedeutsam ist die Autophagie aber auch als Verteidigungsmaßnahme gegen gefährliche Viren und Bakterien. Jeder Fremdkörper, dem es gelingt, durch die Maschen des Immunsystems zu schlüpfen und ins Zellinnere zu kommen, wird in der Regel ebenfalls dem intrazellulären Müllrecycling zugeführt.

Soweit zum biologischen Sinn und Zweck der Autophagie. Kommen wir nun zu ihr selbst, zu ihrem Mechanismus. Um ihn zu verstehen, stellt man sich Autophagie am besten wie ein Schauspiel in mehreren Akten vor. Das Drama beginnt, wenn sich verschiedene Proteine und Fette im Zellplasma zu doppellagigen Membranblättern zusammentun. Diese Blätter werden daraufhin nicht nur immer größer, sie krümmen sich auch wie eine Banane nach innen – und dabei umarmen sie eine Portion Plasma, mit allem was darin herumschwimmt. Also auch mit allem darin enthaltenen Müll. Es entsteht ein Beutelchen, das am Ende noch versiegelt wird, sodass man eine prall gefüllte Plasmakapsel vor sich hat: das *Autophagosom*. Wenn wir beim Beispiel unserer alltäglichen Müllentsorgung bleiben, kann man es mit einem gefüllten Müllbeutel vergleichen, den wir gerade aus dem Behälter unter der Küchenspüle gezogen und verschlossen haben. Wir tragen ihn dann zur Mülltonne, wobei Plastik, Alu und dergleichen in die gelbe, der

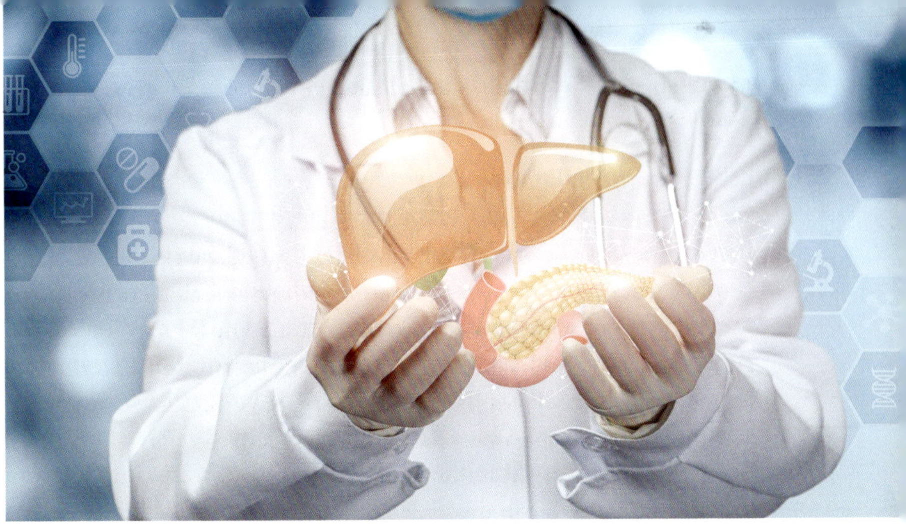

Kompost in die grüne, das Papier in die blaue und der sonstige Restmüll in die schwarze Tonne kommt, damit dem Müllentsorgungsunternehmen klar ist, welcher Müll einfach nur verbrannt oder aber gezielt der Wiederverwertung zugeführt wird. Das ist alles ziemlich kompliziert und daher auch ziemlich fehleranfällig. So etwas kann sich die Zelle nicht leisten: Ihre Autophagie läuft deshalb weitaus einfacher ab.

Dies fängt schon beim Abtransport des Abfalls an. Die Autophagosomen kennen nach ihrer Füllung nur ein Ziel: zu einem der *Lysosomen* zu gelangen, die überall in der Zelle verteilt sind. Es handelt sich dabei um Organellen, in denen ein ausgesprochen saures Milieu herrscht, mit einem pH-Wert von gerade mal 4,5. Was bereits deutlich macht, dass es darin richtig zur Sache geht.

Und tatsächlich stürzen sich die Verdauungsenzyme des Lysosoms direkt auf die Fracht der Autophagosomen, also auf deren Zellmüll. Er wird sortiert, zerhäckselt und püriert, und dabei geht es so gründlich zu, als würde man einen Ziegelstein zu Sand zermalmen. Dieser Sand kann dann wieder zu neuen Ziegelsteinen beziehungsweise Zellbestandteilen zusammengefügt werden. Vorausgesetzt, er hat sich im vorausgehenden Sortierprozess als tauglich dafür herausgestellt. Wenn nicht, wandert er eben in den Restmüll, der verbrannt und zur Energiegewinnung herangezogen werden kann. Also eigentlich schon so wie bei unserem Mülltrennungssystem, nur eben viel einfacher, ohne verschiedenfarbige Tonnen, ohne Recyclingstationen und Müllverbrennungsanlagen, und vor allem ohne all die vielen Transportmittel, die man für dieses komplizierte System braucht. Die Autophagie der Zellen unterscheidet sich von unserem modernen Müllrecyclingsystem nicht zuletzt durch ihre kurzen Wege und ihre gnadenlose Effizienz. Was sie aber noch auszeichnet: ihre Unermüdlichkeit. Sie kennt praktisch keine Pause.

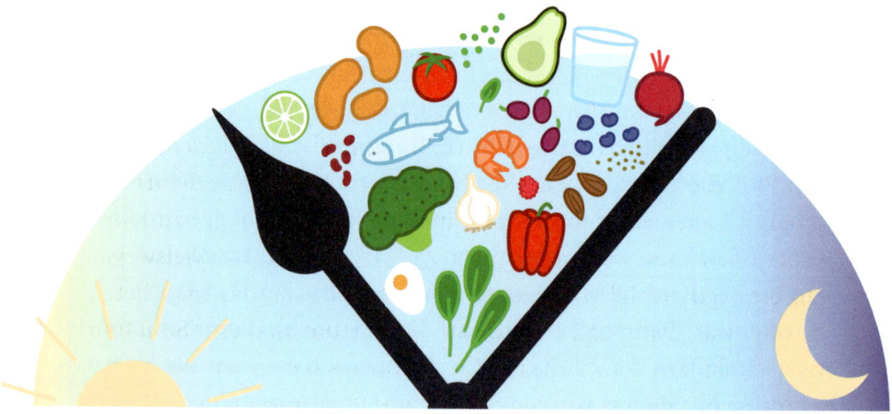

Die Autophagosomen sind daueraktiv, was ja auch sinnvoll ist, da in einem biologischen System mit seinem permanenten Stoffwechsel immerzu Müll anfällt, der entsorgt werden muss. Und so verschlingen die Autophagosomen immer wieder kleine Mengen Plasma, sodass die Zelle ständig erneuert wird. Unter bestimmten Bedingungen jedoch werden die winzigen Abfalltransporter noch fleißiger als sonst. Und zwar dann, wenn es an Sauerstoff, Nährstoffen und Wachstumsfaktoren fehlt.

Fasten stimuliert die Autophagie

Was spüren Sie, wenn Sie mal 16 Stunden oder sogar 2 Tage nichts gegessen haben? Klar, Ihr Magen wird Ihnen seine Leere signalisieren, beispielsweise durch Grummeln und Gurgelgeräusche. Möglicherweise werden Sie auch bemerken, dass Sie müde und unkonzentriert werden. Doch das liegt eher daran, dass es zum allseits anerkannten Wissensgut gehört, dass man müde werden *muss*, wenn der Blutzuckerspiegel nach unten geht. Oder anders ausgedrückt: Man hat uns das eingeredet. Tatsache ist jedoch, dass unser Körper eigentlich darauf geeicht ist, putzmunter zu werden, wenn man ihm die Nahrungszufuhr abschneidet. Diesen Mechanismus haben wir noch aus der Steinzeit, in der es immer wieder zu Hungerperioden kam, weil nichts mehr zu essen da war. Beispielsweise, weil die Jagd erfolglos geblieben oder das Fleisch, das man hatte, verrottet war. Dann galt es, aktiv zu werden, um an dieser Situation etwas zu ändern – und diesen Mechanismus haben wir bis heute: Bei Nahrungsmangel werden wir wach und aufmerksam. Falls wir stattdessen Müdigkeit verspüren, handelt es sich lediglich um das Resultat einer Autosuggestion, die dadurch ausgelöst wird, dass man uns konstante Blutzuckerspiegel als Voraussetzung für unser psychisches Wohlbefinden eingeredet hat.

Was spüren wir noch beim Hungern? Wenn wir ehrlich sind: eigentlich nichts. Es sei denn, wir setzen uns währenddessen in die Nähe einer Bäckerei oder eines Restaurants oder sehen eine Schokoladen- oder Kartoffelchips-Werbung im Fernsehen. In diesem Falle könnten natürlich kulinarische Begehrlichkeiten in uns geweckt werden. Aber das geschieht meistens auch, wenn wir nicht hungern. Sobald leckere Düfte um unsere Nase wehen oder unsere Augen optisch verführerische Mahlzeiten oder Lebensmittel sehen, meldet sich meistens auch der Appetit. So ticken wir nun mal, und die Anbieter und Hersteller von Speisen und Nahrungsmitteln wissen das nur zu gut zu ihrem Vorteil zu nutzen.

Sofern solche Störfeuer jedoch ausbleiben, können wir ein absehbares Fastenintervall gut verkraften. Auch das ist uns noch aus der Steinzeit erhalten, in der es – wie gesagt – immer wieder zu Nahrungsmangel kam. Was sollte es bringen, darunter zu leiden? Aktiv werden und etwas daran ändern wollen: Ja. Aber von irgendwelchen körperlichen oder seelischen Qualen heimgesucht werden: Nein. Dann wären mehr als zwei Drittel eines Steinzeitlebens lediglich ein Jammertal gewesen, und das war und ist nicht das Ziel einer Evolution, in der bekanntermaßen die Starken und bestens Angepassten siegen, und nicht die Schwachen und an ihrem Schicksal Leidenden.

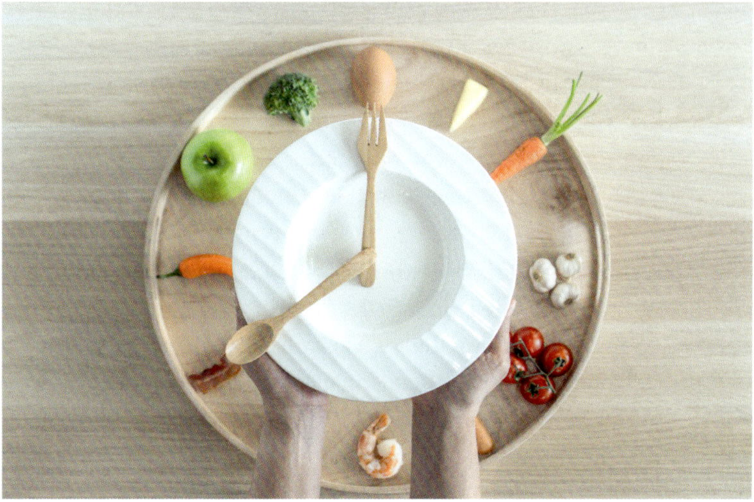

Das meiste, das beim Fasten in unserem Körper passiert, geschieht deshalb unbemerkt. Wie etwa, dass aus den Fettreserven sogenannte Ketonkörper gebildet werden. Sie taugen zum Treibstoff sogar noch besser als Zucker, und werden von unserem Gehirn geradezu geliebt. Ein weiterer Effekt des Fastens ist aber auch, dass die Autophagie angekurbelt wird, in der sich die Zellen quasi selbst verdauen – oder zumindest das, was sie für ihr Dasein nicht gebrauchen können. So etwas macht ja auch Sinn: Wenn von außen kein Futter mehr kommt, bediene ich mich eben an dem Futter, das in mir ist. Und in den Zellen ist das eben der Abfall, der von den Autophagosomen abgeräumt und zu den Lysosomen zur Wiederaufbereitung gebracht wird.

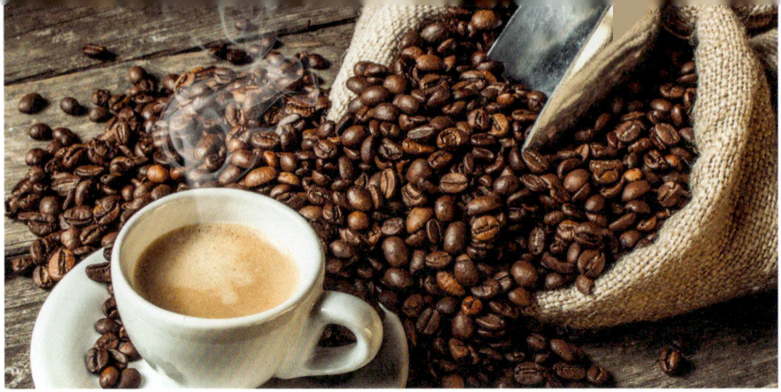

Nobelpreisträger Yoshinori Ōsumi fand 15 Gene, die den Autophagieprozess molekular steuern. Mittlerweile hat man beim Menschen rund 35 Gene mit verschiedenen Varianten identifiziert, die dafür zuständig sind. »Wir verstehen die molekularen Signalwege zum Anwerfen der Autophagie mittlerweile recht gut«, berichtet Frank Madeo. Und diese Wege werden umso eifriger genutzt, wenn der Körper fastet. Vermutlich geschieht das mit dem Ziel, Nährstoffreserven aus der Zelle abzurufen. Doch dabei werden eben auch verstärkt Abfälle abgeräumt und recycelt, was ja der eigentliche Sinn der Autophagie ist.

Madeo selbst isst übrigens an 8 von 10 Tagen nur eine vollständige Mahlzeit pro Tag, um seine zelluläre Selbstreinigung mithilfe von Fasten anzuwerfen. In der Regel geschieht das abends. Morgens gibt es lediglich Kaffee mit einem Schuss Mandelmilch und drei bis vier Nüsse dazu. »Ich will ja nicht dem heilsamen Prozess der Autophagie, der nach einer Nacht anläuft, allzu sehr in die Quere kommen«, erklärt Madeo. Den Kaffee gibt es, weil er nachgewiesenermaßen die zelluläre Selbstreinigung anregt. »Und Kuhmilch ersetze ich durch Mandelmilch, weil Erstere ein Wachstumsgetränk und dadurch ein starker Hemmer der Autophagie ist«, so Madeo.

Kaffee reinigt die Zellen – aber nur pur!

Ein internationales Forscherteam um Federico Pietrocola vom schwedischen Karolinska-Institut ermittelte im Labor, dass Kaffee binnen 1–4 Stunden nach seinem Verzehr die Autophagie in den Zellen anwirft.[13] Interessant: Entkoffeinierte und koffeinierte Sorten zeigten dabei keine sonderlichen Unterschiede. »Wir vermuten daher, dass die im Kaffee enthaltenen Polyphenole (Gerbstoffe) die Autophagie hervorrufen«, so Pietrocola.

Ein weiteres Ergebnis der Studie: Man sollte keine Milch in den Kaffee tun. Denn deren Proteine hemmen den Autophagieprozess. Zucker sollte erst recht nicht dazukommen, weil er die Ausschüttung von Insulin mobilisiert – und dieses Hormon gilt als energischste Bremse der Autophagie.

Das Bauchspeicheldrüsenhormon Insulin wird nur dann ausgeschüttet, wenn wir gegessen haben. Als Transportvehikel sorgt es dann dafür, dass der Zucker aus dem Blut in die Zellen kommt. Das ist so ziemlich das genaue Gegenteil von dem, was beim Fasten geschieht – und deswegen kommt die Autophagie in der Zelle praktisch zum Erliegen. Was ja auch Sinn macht, insofern eine Zelle sich nur aus sich selbst bedienen muss, wenn sie sonst nichts zur Verfügung hat. Aber wenn das Insulin pausenlos für genug Energienachschub sorgt, steht ja genug zur Verfügung – und die Autophagie erlischt.

Der Wille ist da, aber …
Warum nur wenigen das Fasten gelingt

Aus alledem kann man schließen: Wer wirklich in den Genuss der Selbstreinigungskräfte der Autophagie kommen will, sollte immer wieder Phasen des Fastens einstreuen. Dazu gibt es verschiedene Möglichkeiten. Man kann es halten wie der Altersforscher Frank Madeo und an 8 von 10 Tagen nur eine richtige Mahlzeit pro Tag zu sich nehmen. Beim derzeit besonders angesagten Intervallfasten werden vor allem zwei Strategien vorgeschlagen: 16:8 und 5:2. Womit gemeint ist, dass man entweder am Tag nur in einem Zeitraum von 8 Stunden etwas isst und die übrigen 16 Stunden nichts; oder aber man isst in der Woche an 5 Tagen etwas und an 2 Tagen nichts. Man kann aber auch immer wieder ganze Fastenkuren von 7–10 oder sogar 14 Tagen einlegen, wobei gerade die letztere Variante besser in einer Klinik unter ärztlicher Aufsicht erfolgen sollte.

Eine weitere Option: Man hält es mit dem »Hara hachi bu« von Konfuzius. Das heißt übersetzt: »Iss, bis acht von zehn Teile in dir voll sind!« Für den chinesischen Philosophen stand fest, dass es uns sowohl moralisch als auch gesundheitlich schaden würde, stets alles befriedigen zu können, was uns möglich ist. Also sollte man sich auch beim Essen zurückhalten. Auf der japanischen Inselgruppe Okinawa beherzigt man diese alte Regel schon seit vielen Jahrhunderten, man isst dort nicht mehr als 1900 Kilokalorien pro Tag. Mit der Folge, dass sich nicht nur der BMI (Body Mass Index = Kilogramm geteilt durch Körpergröße in Metern zum Quadrat) der

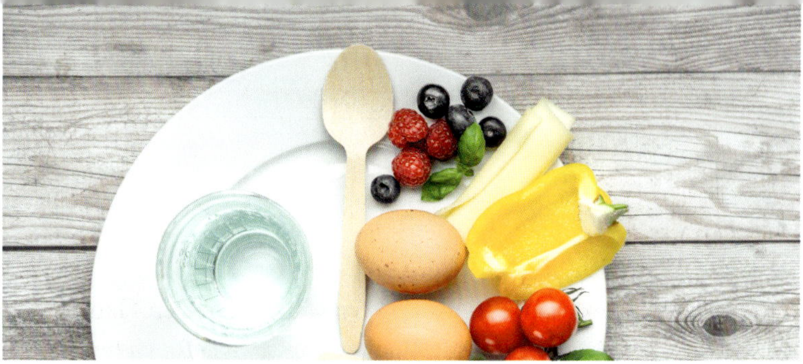

Einwohner stabil auf Werte von 18 bis 22 eingependelt hat, sondern sich auch überragend viele Senioren unter ihnen befinden.

Das Problem ist jedoch: Zu keiner Zeit war das »Weniger ist mehr«, also das Fasten hierzulande so schwer wie heute. Denn in unseren Breiten ist Nahrung immer und überall, also omnipräsent. Man kann sich ihr nicht entziehen. Nicht nur, dass wir überall irgendwelchen Bäckereien, Supermärkten, Discountern, Kantinen, Döner- und Pizzabuden, Imbissständen oder Cola-Automaten begegnen. Die Lebensmittelindustrie steckt schon seit Jahren in dem Dilemma, dass sie eigentlich mehr produziert, als wir verbrauchen können. Sie versucht daher mit den unterschiedlichsten Methoden, uns trotz unseres bereits gesättigten Bedarfs vom Kauf ihrer Produkte zu überzeugen. Das gelingt mit Werbung, Farbstoffen und Geschmacksverstärkern, die die Produkte unwiderstehlich erscheinen lassen. Oder mit der XXL-Strategie, große Portionen als besonderes Schnäppchen zu tarnen. So kann man bei Burger King einen fast 1000 Kilokalorien schweren »Big King XXL« für weniger als 7 Euro vertilgen. 1000 Kilokalorien – das ist ungefähr die Hälfte dessen, was Ernährungswissenschaftler uns für die Energiezufuhr des kompletten Tages empfehlen!

Zucker – der große Verführer!

Kaum etwas boykottiert unsere Bemühungen um ein gemäßigtes Essverhalten mehr als der Zucker in unseren Lebensmitteln. Denn unser Gehirn – es benötigt für sich rund 10 Teelöffel, also 140 Gramm Zucker pro Tag! – fährt bereits seine Belohnungssysteme hoch, wenn es nur den Geschmack von Süßem wahrnimmt. Es kommt dann zur Ausschüttung des Botenstoffs Dopamin, was für eine kurzfristige Befriedigung sorgt, die aber schon bald vom Verlangen nach noch mehr Zucker abgelöst wird. »Er besetzt unser Belohnungssystem und schaukelt es hoch«, erklärt Neurowissenschaftlerin Jordan Gaines Lewis von der Pennsylvania State University. Was im Endeffekt bedeutet: Wir können nicht genug von ihm bekommen.

Als man Ratten für einen Laborversuch erst mit zuckerhaltiger Kost fütterte und plötzlich damit aufhörte, zeigten sie ähnliche Symptome wie beim Heroinentzug. Beim Menschen wurde das zwar noch nicht beobachtet, aber dass auch er nur schwer dem Süßen widerstehen kann, werden nicht nur Naschkatzen, Tortenliebhaber und Schokoholics bestätigen. Wobei die große Verführungskunst des Zuckers auch darin besteht, dass er appetitdämpfende Geschmackssignale wie etwa das Bittere überdeckt. Oder anders ausgedrückt: Selbst ein Hundehaufen wird genießbar, wenn man genug Zucker über ihn streut.

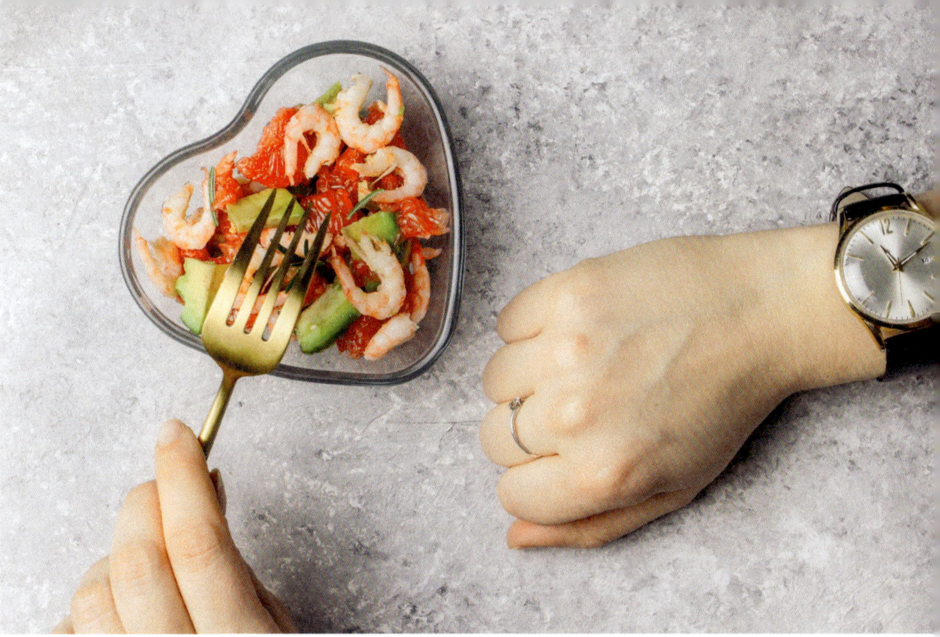

Fastenkuren und Diäten haben gegen all diese Verführungen einen schweren Stand. Laut einer Studie der Techniker Krankenkasse versucht es jeder dritte Deutsche durchschnittlich mit einer Diät pro Jahr, doch die Erfolge hierbei sind überschaubar. Fast jeder zweite Diätversuch scheitert, und von denen enden knapp zwei Drittel sogar im Jo-Jo-Effekt, das heißt, es sind nach dem Abspeckversuch schließlich sogar mehr Kilos drauf als vorher.[14]

Fazit: Fasten wäre der Königsweg zur Autophagie und damit auch zu all ihren positiven Effekten auf die Gesundheit und Lebenserwartung, doch es gelingt nur wenigen, ihn zu beschreiten. Für alle anderen müsste es etwas geben, was ähnlich wirkt wie eine Fastenkur, nur eben ohne die damit einhergehenden Entbehrungen. Genau hier kommt Spermidin ins Spiel.

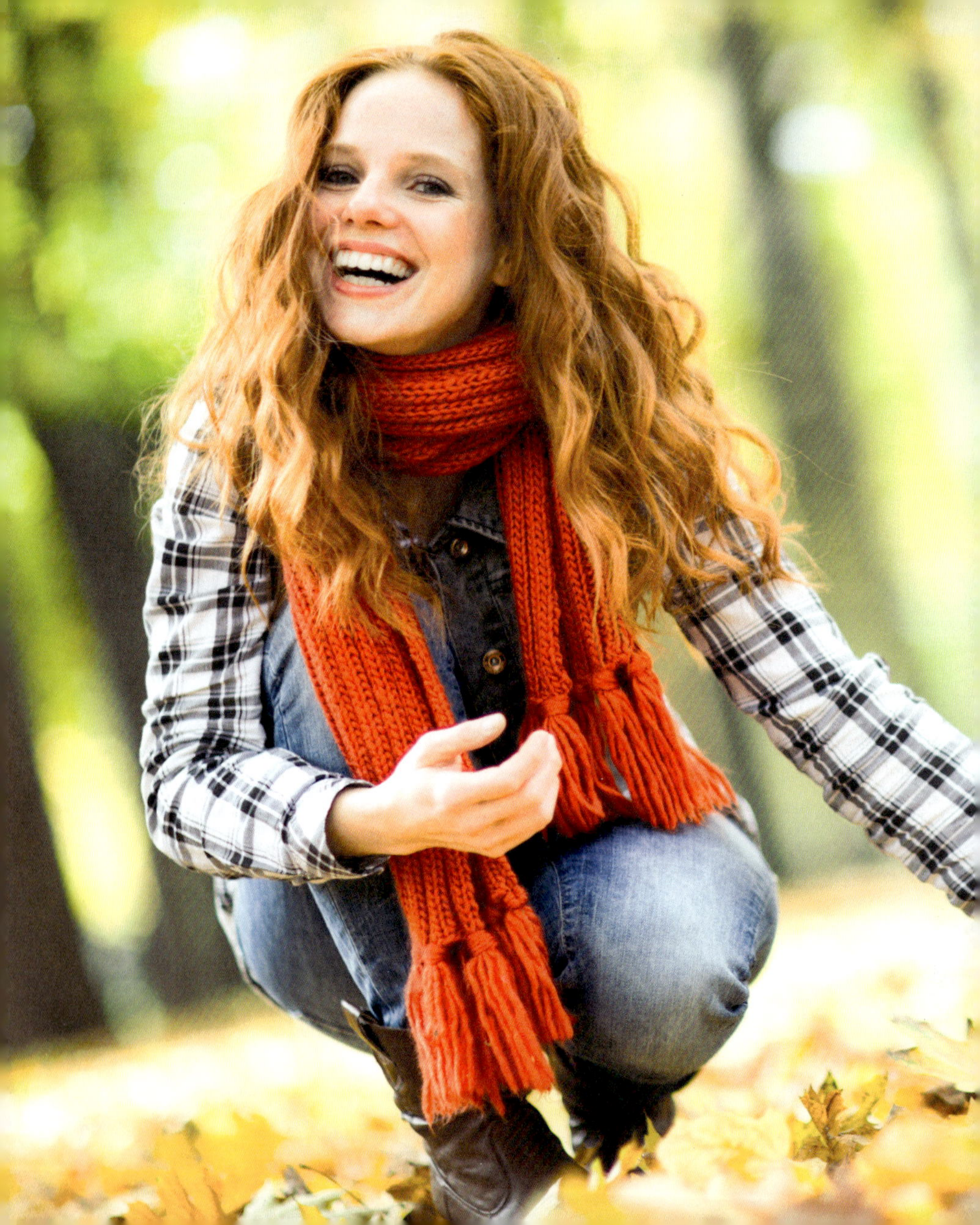

Wie **Heilfasten** – nur ohne Hungern

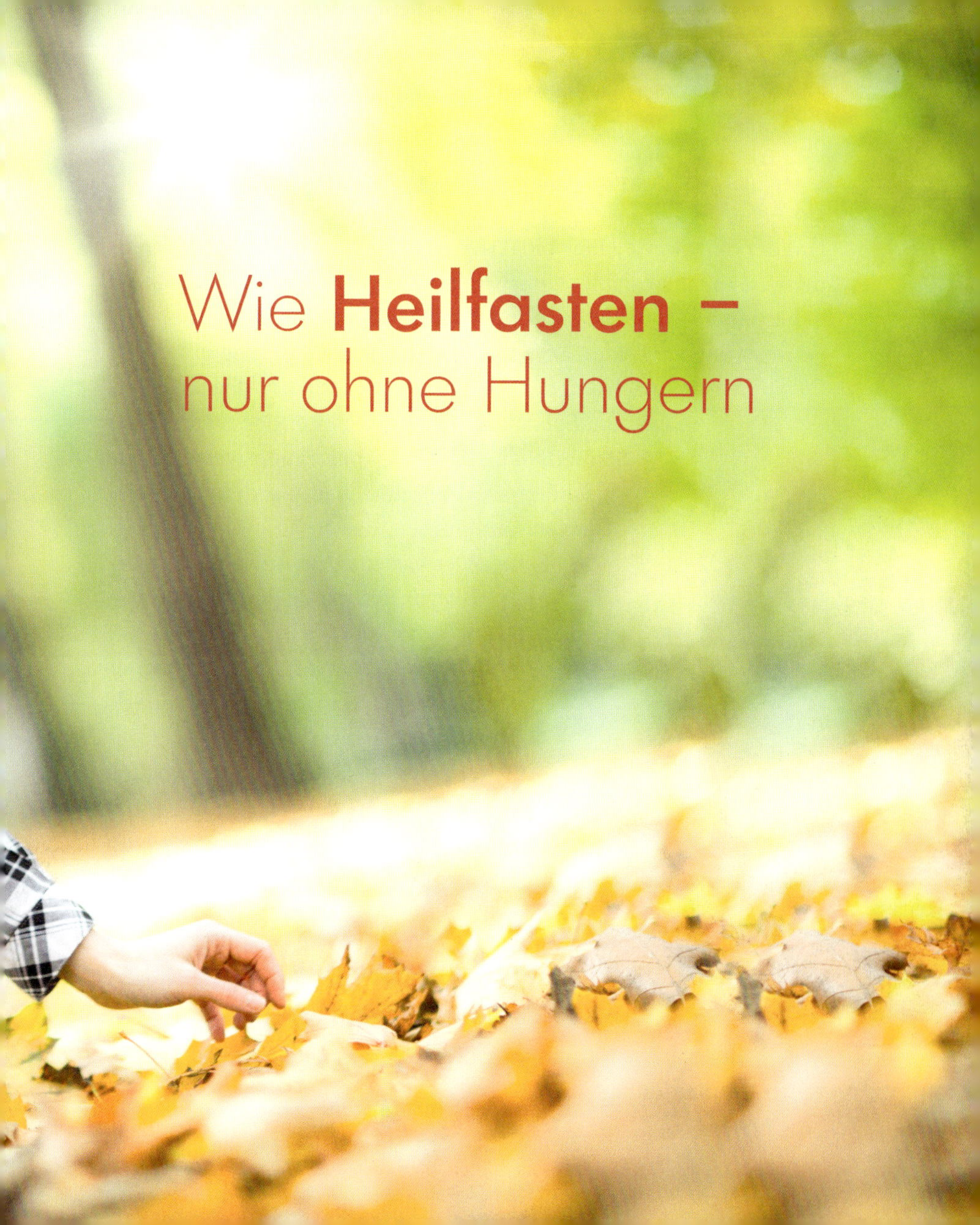

Wie Heilfasten – nur ohne Hungern

Um der Wirkweise einer bioaktiven Substanz auf die Spur zu kommen, ist es oft sinnvoll, zunächst einmal zu betrachten, wo man sie in besonders großer Menge und wo man sie umgekehrt in besonders geringer Menge findet. So auch bei Spermidin. Da mag eine Antwort zunächst naheliegend sein, denn sie steckt ja schon im Namen: Spermidin ist ein Begleiter der männlichen Samenfäden. Als Base beziehungsweise Lauge schützt sie die Keimzellen vor dem aggressiven Säuremilieu, das sie in der weiblichen Scheide erwartet. Aber auch schon vorher, also vor dem Transfer des Spermas, erfüllt Spermidin wichtige Schutzfunktionen, vor allem für das Erbgut der Samenzellen. Man muss sich vorstellen, dass diese ja mitunter länger, möglicherweise sogar viele Tage, Wochen oder Monate in den Hoden auf ihren Einsatz warten müssen. Wenn sie dann endlich in Aktion treten, schaffen sie es trotzdem oft genug, mit einer Eizelle zu verschmelzen und gesunde Nachkommen zu zeugen. Das verdanken sie im Wesentlichen dem Spermidin. Ohne dieses Samen-Konservierungsmittel hätte es der Homo sapiens nicht geschafft, sich zu solch einem Milliardenheer auf diesem Globus auszubreiten.

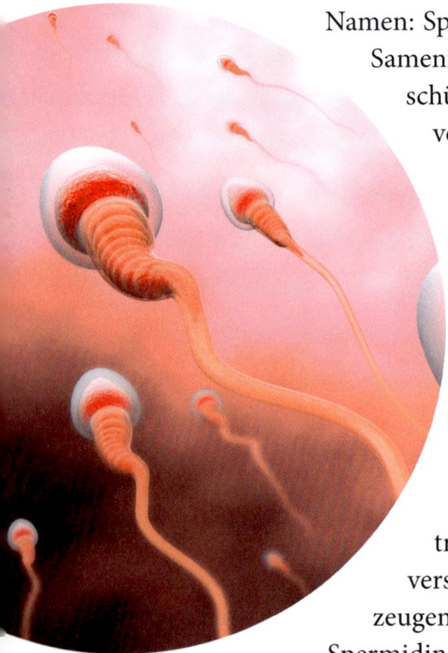

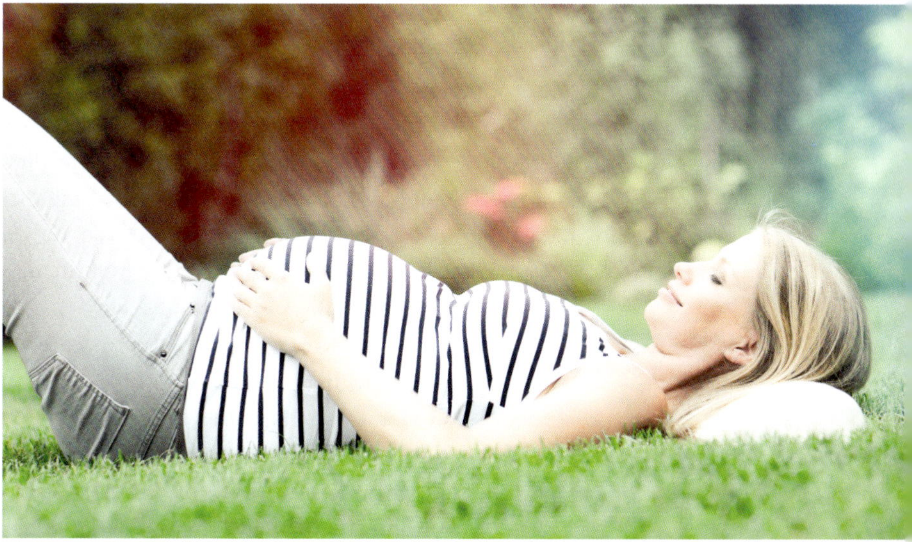

Spermidin: Immer da, wo etwas wächst oder ausgebessert werden muss

Doch Spermidin findet sich nicht nur in der Flüssigkeit, die ihm seinen Namen gab. Man findet es praktisch überall im Körper, und seine Konzentration ist dann am höchsten, wenn es in irgendeiner Weise um Reparatur oder starkes Wachstum geht. Also beispielsweise in den Haarfollikeln, aber auch in Muskelzellen, die durch Training zum Wachstum angeregt werden. In der Schwangerschaft zeigt der Frauenkörper insgesamt einen höheren Spermidinwert, und zwar mit einem besonders steilen Anstieg zur 10. und 36. Woche.

Auch Kinder zeigen erhöhte Werte, und das umso mehr, wenn sie gerade einen starken Wachstumsschub erleben. Für diejenigen, die Blut gespendet haben, gilt das Gleiche: Sie brauchen mehr Spermidin als sonst, weil ihr Körper die Zellproduktion anwerfen muss, um den Verlust von vielen Tausenden Blutkörperchen zu egalisieren. Auch entzündliche Erkrankungen wie etwa Gelenkrheuma, Hepatitis, Colitis und Hautekzeme werden durch einen Spermidinanstieg signalisiert, insofern hier in besonderem Maße Zellen zerstört und wieder neu gebildet werden. Aber wie gesagt: Spermidin ist hier nicht die Ursache, sondern lediglich das *Signal* für Reparaturvorgänge, die der Körper gerade irgendwo in Gang setzen muss, weil etwas kaputtgegangen ist.

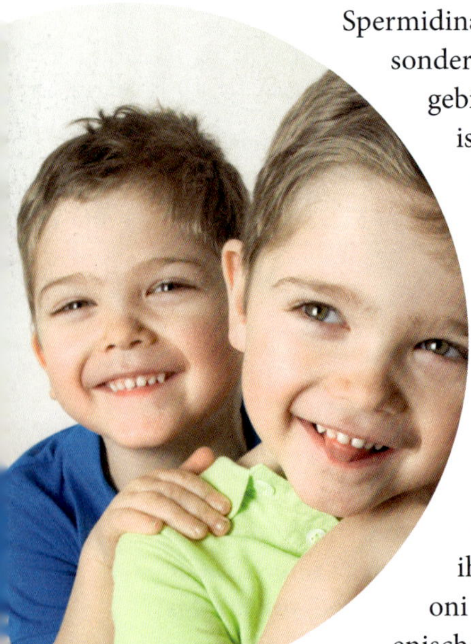

Umgekehrt geht es mit dem Spermidinwert bergab, je älter wir werden. »Wenn es etwas gibt, was Hefezellen, Fruchtfliegen, Würmer, Mäuse und Menschen gemeinsam haben, dann ist es, dass man mit fortschreitendem Alter immer weniger Spermidin in ihnen findet«, konstatiert Valerio Napolioni von der Universität Camerino. Der italienische Genetiker und Molekularbiologe weiß aber auch von einigen interessanten Ausnahmen dieser Regel zu berichten. Dazu muss man wissen, dass die Universität Camerino nicht nur weltweit zu den ältesten Universitäten (das vermutliche Gründungsdatum ist 1336) überhaupt gehört. In der dortigen Marken-Region zwischen Adria und Apennin leben auch überproportional viele Über-100-Jährige – und sogenannte »Nona«. Das ist kein Indianerstamm, sondern die Abkürzung für »Nonagenarians«, worunter man Senioren jenseits der 90 versteht, die man eher für 70-Jährige hält, weil man ihnen schlichtweg ihr Alter nicht ansieht. Also dachte sich Napolioni als Molekularbiologe, er könne doch mal mittels einer Studie näher hinter die Biochemie dieser gesunden Alten schauen.[15]

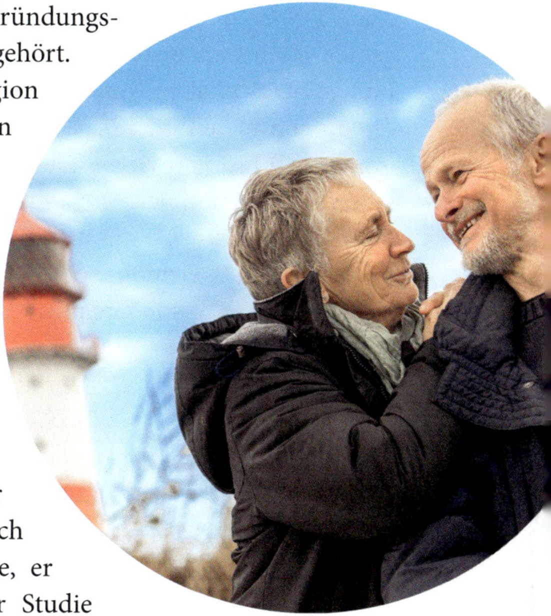

Er überredete knapp achtzig gesunde (sie litten also nicht unter Diabetes, Übergewicht, Bluthochdruck und ähnlichen chronischen Erkrankungen) Männer und Frauen der Region, an seiner Studie teilzunehmen. Ein Drittel gehörte zur Altersgruppe von 31 bis 56, ein Drittel zur Altersgruppe von 60 bis 80 und ein Drittel zur Altersgruppe von 80 bis 106 Jahren. Wobei Napolioni und seinem Team bei der Rekrutierung ihrer Probanden schon auffiel, dass sie keine sonderlichen Probleme hatten, in der Marken-Region

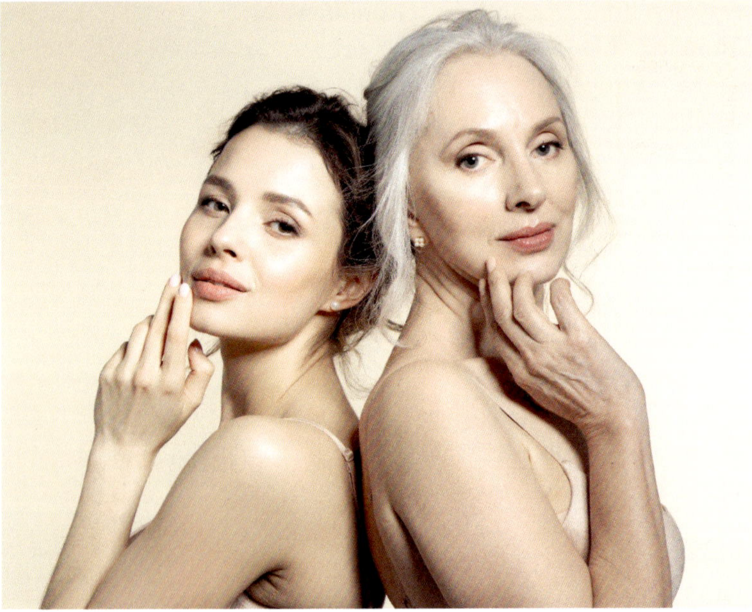

jemanden zu finden, der über 90 Jahre alt und gesund war – und außerdem noch Lust auf die Teilnahme an einer Studie hatte. Da wäre man wohl in den meisten anderen Teilen Europas nicht so leicht fündig geworden.

Den Probanden wurden jeweils 3 Milliliter Blut abgenommen, und das wurde dann auf drei Polyamine untersucht: Putrescin, Spermin und Spermidin. Dabei zeigte sich, dass der totale Polyaminanteil in der jüngsten Gruppe am höchsten war (Grafik 1). Was nicht weiter verwunderlich ist, da diese Substanzen für die

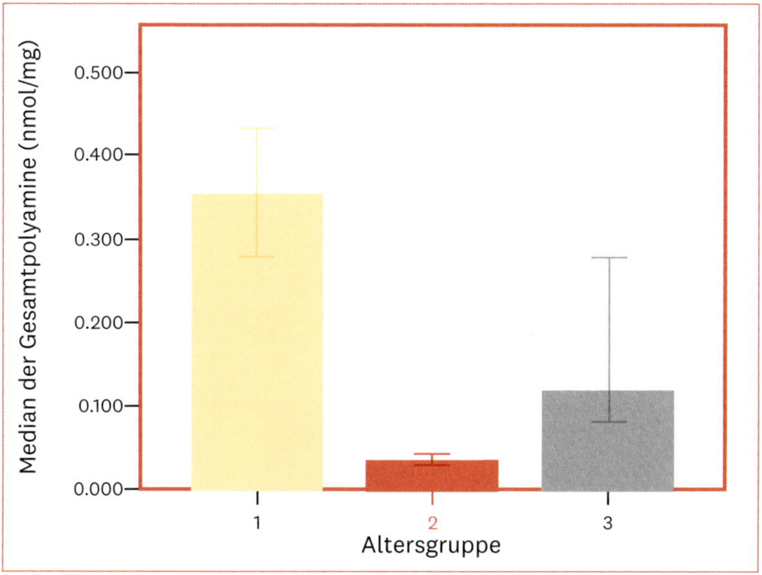

Grafik 1

Proteinsynthese und Zellentwicklung gebraucht werden, die üblicherweise bei jüngeren Menschen noch stärker ausgeprägt sind als bei älteren. Auffällig ist jedoch, dass die Altersgruppe 3 gegenüber den jüngsten nicht so stark abfällt wie Altersgruppe 2, obwohl deren Mitglieder doch eigentlich jünger sind. Man würde ja erwarten, dass der Polyaminwert von Altersgruppe 1 zu 3 immer mehr absteigt. Doch stattdessen stürzt er von 1 zu 2 regelrecht in die Tiefe, um sich dann zur 3 hin wieder deutlich – auch wenn er den Level von Gruppe 1 nicht mehr erreicht – zu berappeln.

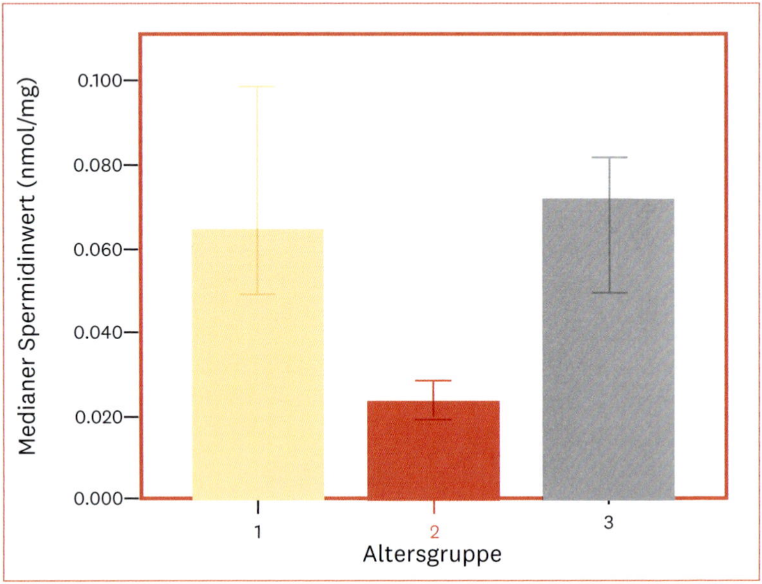

Grafik 2

Eine Erklärung für diesen Verlauf ergibt sich, wenn man die Polyamine im Einzelnen anschaut. Dabei sticht vor allem Spermidin heraus. So zeigt Grafik 2, dass der Wert dieses Polyamins von Gruppe 1 zu Gruppe 2 deutlich abfällt, von etwas mehr als 0,06 Nanomol auf etwas mehr als 0,02 Nanomol. Doch von dort aus geht es in Richtung Gruppe 3 wieder sprunghaft nach oben, auf deutlich über 0,07 Nanomol. Was im Endeffekt heißt: Im Blut der mehr als 90-Jährigen kursiert mehr Spermidin als im Blut der »Jungspunde« unter 56 Jahren, und mehr als dreimal so viel wie bei den Mittelalten zwischen 60 und 80 Jahren. Wie sollte man nun diese Werte interpretieren?

Die »Nona« und ihr Spermidin

Zunächst einmal ist es nicht verwunderlich, dass 60- bis 80-Jährige weniger Spermidin haben als jüngere Menschen, denn der Wert dieses Polyamins geht nun mal im Laufe der Jahre zurück. Dies kann man auch bei Fruchtfliegen, Hefezellen und Würmern beobachten, und es hat wesentlich damit zu tun, dass mit zunehmendem Alter weniger Zellwachstum stattfindet. Wenn ich mit 30 Jahren ein paar Mal in den Fitnessraum gehe, um Hanteln zu stemmen, kann ich sofort beobachten, wie meine Muskeln wachsen. Mache ich das Gleiche mit 70 Jahren, kann ich froh sein, wenn die Muskeln gerade noch – trotz des Trainings – ihren ursprünglichen Umfang halten können. Wachstum, das verträgt sich nicht mit dem Alter, und deswegen findet man dann auch nur noch wenig Spermidin.

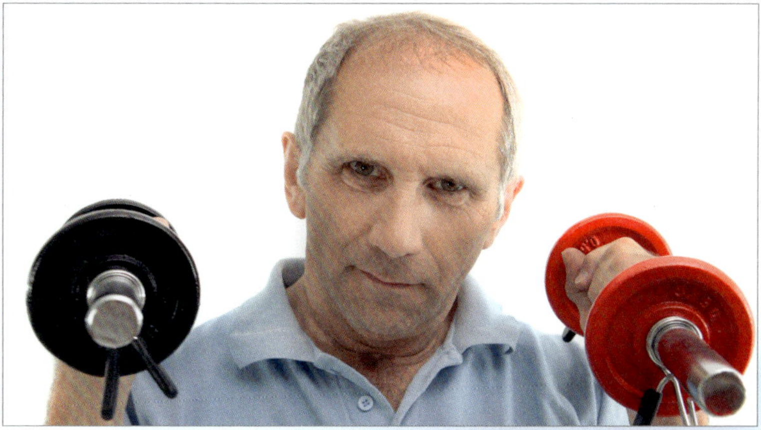

Warum geht aber dessen Wert ausgerechnet bei den Superalten wieder nach oben? Die Antwort: Das tut er eigentlich gar nicht. Es ist vielmehr so, dass die anderen mit wenig Spermidin nicht mehr da sind, um den Spermidindurchschnitt drücken zu können. Es handelt sich bei den Ü90 um eine exquisite Sondergruppe, um eine Elite. Bis dahin kommen die meisten von uns erst gar nicht, das ist weit jenseits der durchschnittlichen Lebenserwartung. Wer das schafft, muss etwas Besonderes an beziehungsweise in sich haben, und das ist eben das Spermidin. In der Gruppe der 60- bis 80-Jährigen gibt es sicherlich den einen oder anderen, der es bis in die höchste Kategorie schaffen wird. Doch den meisten gelingt es eben nicht, und dann bleiben nur noch die übrig, die besonders viel Spermidin im Blut hatten und immer noch haben. Vorher, als sie noch jünger waren, fiel das nicht auf, weil sie in der Minderheit waren. Doch später sind sie ja nur noch unter sich – und dann sticht ihr hoher Spermidinwert eben heraus.

Man kann das mit einem roten Blumenheer vergleichen, in dem sich zwar einige weiße Blumen befinden, deren Anzahl jedoch so gering ist, dass sie in dem dominierenden Rot nicht auffallen. Wenn dann jedoch die roten Blumen alle weggestorben sind, sieht man nur noch die weißen. Und so ähnlich verhält es sich auch mit den Alten, die viel Spermidin aufweisen. Sie sind noch da, wenn alle anderen mit wenig Spermidin schon aus dem Rennen sind.

Hinzu kommt, dass die meisten Ü90-er nicht nur eine Alterselite sind, sondern man ihnen das auch noch ansieht. »Nona«, Nonagenarians, so hat Napolioni sie genannt, weil sie eigentlich aussehen wie 70-Jährige. Dieses Phänomen konnte man auch bei Jeanne

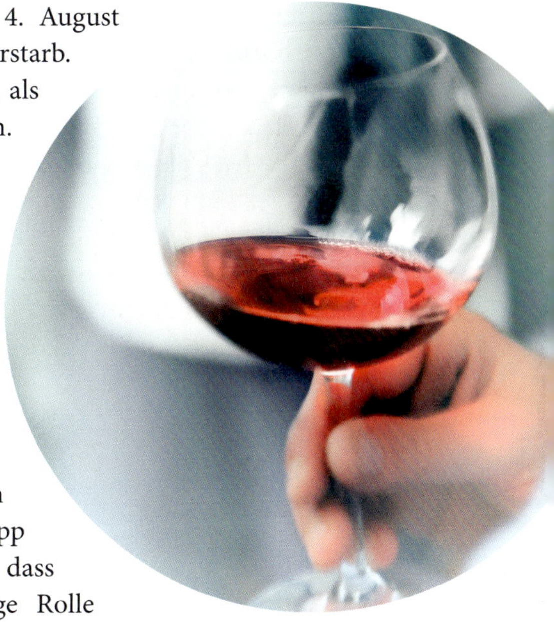

Calment beobachten, die am 4. August 1997 im französischen Arles verstarb. Im Alter von über 122 Jahren, als ältester Mensch aller Zeiten. Schaut man sich die Fotos dieser Frau aus den unterschiedlichen Lebenszyklen an, fällt auf, dass sie erst sehr spät, weit jenseits der 100, wirklich alt aussah. Zuvor sah sie hingegen viel jünger aus, als sie in Wirklichkeit war, mit glatten Gesichtszügen, so als hätten ihre Zellen von innen einen Befehl zum Alterungsstopp erhalten. Man muss vermuten, dass Spermidin dabei eine wichtige Rolle spielte. Nicht zuletzt auch deshalb, weil der Rotwein-Gerbstoff Resveratrol synergistisch Hand in Hand mit Spermidin arbeitet und Rotwein ja in Südfrankreich zum Speiseplan gehört wie das Weizenbier zum bayerischen Sommer. Doch dazu später mehr.

Bis hierhin halten wir zunächst fest: Spermidin spielt immer dann mit, wenn es um Wachstum und Reparaturen im Körper geht. Deswegen findet man es bei jungen Menschen auch in größeren Mengen als bei älteren. Es sei denn, es handelt sich um extrem alte Menschen, die es irgendwie geschafft haben, den Spermidinlevel hochzuhalten. Doch auch davon wird noch ausführlicher die Rede sein. Jetzt werfen wir erst einmal einen Blick auf die exakten Wirkungen von Spermidin.

Entschärftes Homocystein

Italienische Forscher machten im Jahre 2004 eine überraschende Entdeckung: Sie fanden im Blut von Über-100-Jährigen überdurchschnittlich viel Homocystein.[16] Das dürfte eigentlich so nicht sein, da diese Aminosäure als Risikofaktor von Demenz und Herz-Kreislauf-Erkrankungen gilt. Wer also viel Homocystein im Blut hat, dürfte gar nicht über 100 Jahre alt werden. Die Wissenschaftler postulierten, dass die Ü100 über einen Mechanismus verfügen, der Homocystein als Risikofaktor entschärft. Mittlerweile wird in diesem Zusammenhang auch Spermidin diskutiert. Dass es im Synthesestoffwechsel von Spermidin und Homocystein diverse Wechselwirkungen gibt, ist schon länger bekannt.

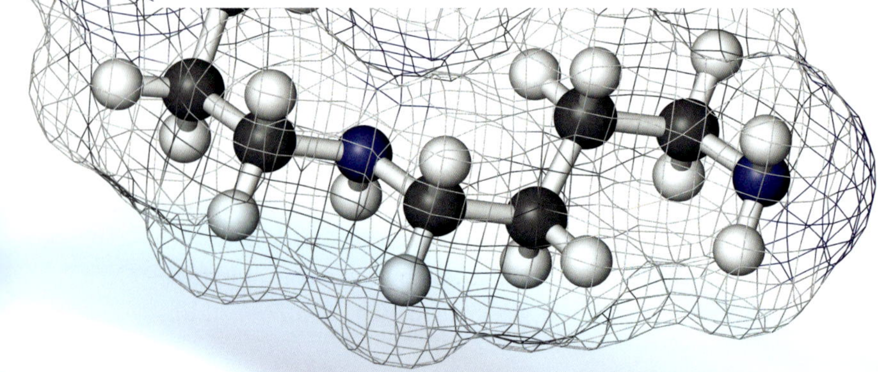

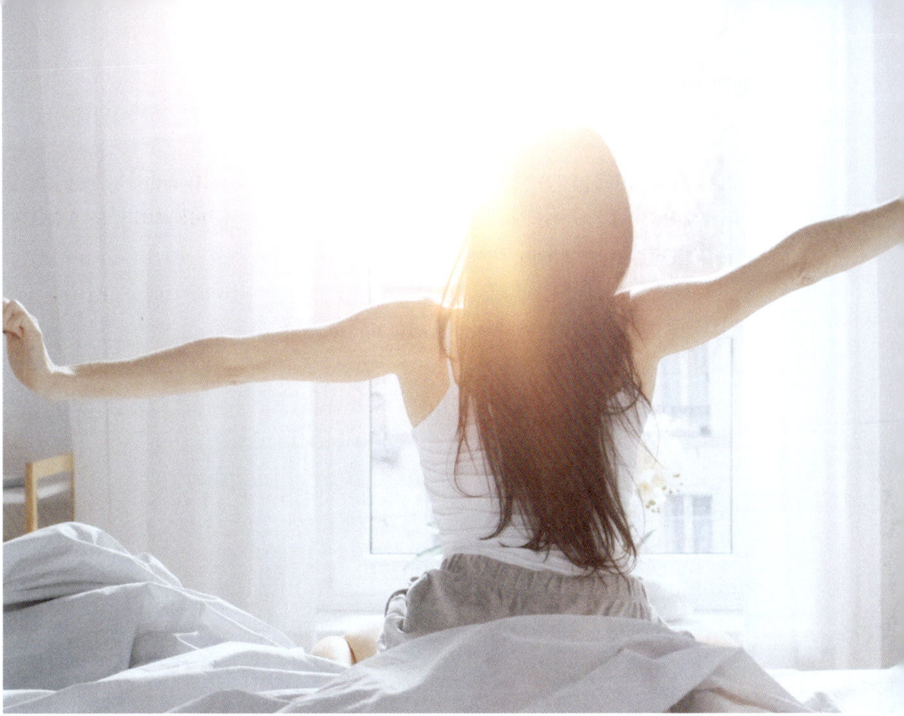

Spermidin: Ein Wachküsser und Gaukler

Angenommen, Sie führen ein ganz normales »Durchschnittsesser«-Leben, wie es in Deutschland üblich ist, mit drei Hauptmahlzeiten täglich und zwischendurch noch den einen oder anderen Snack. Das kann man wahrlich nicht als Heilfasten bezeichnen. Und Sie selbst, also Ihr Gehirn, würde das auch kaum glauben wollen. Kann es aber trotzdem sein, dass man Ihren einzelnen Zellen vorgaukeln kann, dass sie sich gerade im Fastenmodus befinden und deshalb ihre selbstreinigende Autophagie einschalten müssen? Ja, das geht – mithilfe von Spermidin.

Gibt man im Labor Spermidin auf eine Zelle, sieht man unter dem Mikroskop, wie dort sofort geschäftiges Treiben einsetzt. Es bilden sich unzählige kleine Müllsäcke, in denen Zellschrott eingesammelt und verdaut wird. »Auf molekularer Ebene ist Autophagie die Hauptaktion von Spermidin«, betont die französische Biologin Nadège Minois. Sie arbeitete viele Jahre in Schottland, an der University of St Andrews, die – wie die Universität Camerino von Valerio Napolioni – zu den ältesten Hochschulen der Welt gehört. Mittlerweile arbeitet Minois als Unternehmensberaterin, aber das ist eigentlich kein Widerspruch, weil sich sowohl gut gehende Unternehmen als auch funktionierende Organismen durch ähnliche Fähigkeiten auszeichnen, etwa durch Effizienz, Flexibilität und Kooperation. Dazu gehört, dass man immer bereit ist für innere Erneuerungen. Ohne die kann weder ein Unternehmen noch ein biologischer Organismus all die Anforderungen erfüllen, die ihm in einer sich ständig wandelnden Umwelt begegnen. Wobei es Unternehmen da schon etwas schwerer haben als Lebewesen, denn sie haben kein Spermidin. Und das war in ihrer Zeit als forschende Biologin ein Arbeitsschwerpunkt von Minois.

Im Jahre 2014 veröffentlichte sie ein umfangreiches Review, also eine Zusammenfassung der wichtigsten wissenschaftlichen Daten dazu, wie Spermidin auf molekularer Ebene wirkt.[17] Sie berichtet darin auch von eigenen Laborstudien. »Egal, ob wir Hefen, Würmer, Fliegen oder die Zellen von Mäuselebern nahmen«, so Minois. »Sofern wir sie mit Spermidin behandelten, begann in ihnen die Autophagie.« Der molekulare Mechanismus dahinter: Spermidin verändert das Acetylierungsprofil von Proteinen, die

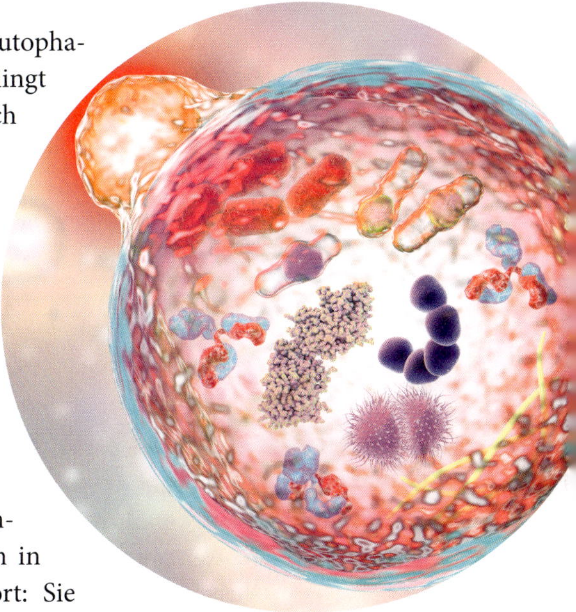

für die Steuerung der Autophagie zuständig sind. Das klingt jetzt – zugegeben – ziemlich chemisch-akademisch. Vielleicht wird es ja im Folgenden verständlicher:

Stellen wir uns die Autophagie als einen Trupp von Reinigungskräften vor, mit einer angeschlossenen Recyclingstation. Sie warten in einem Haus – sprich: in einer Zelle – auf ihren Einsatz. Wie kann man sie nun in Marsch setzen? Die Antwort: Sie brauchen jemand, der ihnen das Signal dazu gibt. Doch wer kann das?

Dies bewerkstelligen sogenannte Regulationsproteine. Um in unserem Bild zu bleiben: Das sind die ständigen Begleiter unserer Reinigungskräfte, sie sind immer in deren Nähe. Prinzipiell sind sie jedoch so still, dass sie vom Reinigungstrupp gar nicht bemerkt werden. Sie müssen wachgeküsst werden, damit sie anfangen zu sprechen. Und der Prinz, der das in unserem Körper kann, ist Spermidin. Es holt die Regulationsproteine aus ihrem Dornröschenschlaf, sodass sie zu sprechen anfangen und den Reinigungskräften eine deutliche Order geben: Lungert nicht weiter

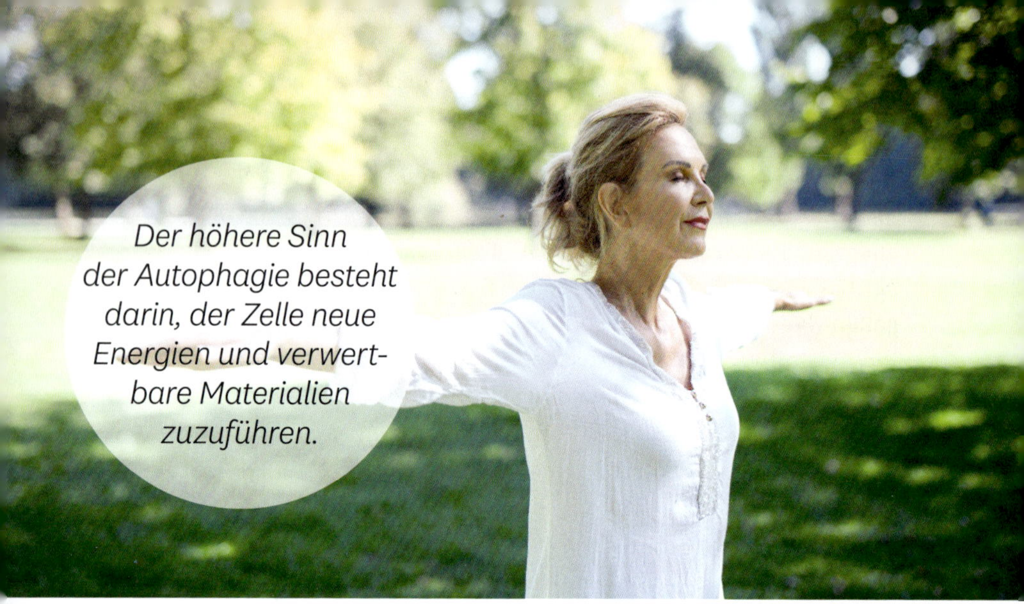

herum, sondern fangt endlich an zu putzen! Und die Autophagie – sprich: das innere Reinigungsprogramm der Zelle – beginnt.

Wobei man ehrlicherweise zugeben muss, dass sie dabei einem Täuschungsmanöver aufsitzen. Denn der höhere Sinn der Reinigungskräfte beziehungsweise der Autophagie besteht darin, dem Haus, also der Zelle, bei ihrer Aktion neue Energien und verwertbare Materialien zuzuführen. Wenn jedoch ihre Regulationsproteine durch Spermidin wachgeküsst werden, müssten sie das eigentlich nicht, weil ja gar kein Hunger vorherrscht. Doch das wissen sie nicht, und so geht das Reinigungskommando trotzdem los. Mit der Folge, dass es in dem Haus beziehungsweise der Zelle schön sauber wird, wovon dann doch wieder alle profitieren. So ist das eben, wenn der Prinz sein Dornröschen küsst: Das weckt nicht nur die Prinzessin, sondern gleich das ganze Schloss.

Soweit also der Effekt von Spermidin auf die Autophagie. Nadège Minois betont jedoch in ihrer Studie, dass dieser Stoff auch auf anderen Wegen zur Gesundheit und Verlängerung des Lebens beiträgt, zum Beispiel über seine Entzündungshemmung. Dabei galten Polyamine lange Zeit als entzündungsfördernd, weil bei ihrem Stoffwechsel zytotoxische (zellgiftige) Substanzen frei werden. »Doch jüngere Studien zeigen, dass sie eher umgekehrt wirken«, betont die französische Biologin. So entdeckte man gerade bei Spermidin, dass es die Ausschüttung von pro-inflammatorischen Substanzen hemmt, die als Grundlage für eine Entzündung gebraucht werden.

Zu den weiteren Effekten von Spermidin gehört, dass es den Fettstoffwechsel günstig beeinflusst. So lässt es beispielsweise den Anteil von ungesättigten Fettsäuren im Organismus ansteigen, was bekanntermaßen das Risiko von Herz-Kreislauf-Erkrankungen senken kann.

Gründe genug also, den Spermidinwert in unserem Körper möglichst hochzuhalten. Doch wie schafft man das?

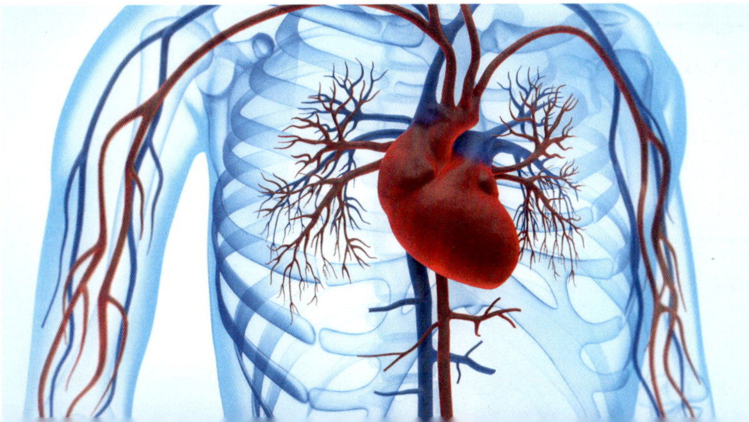

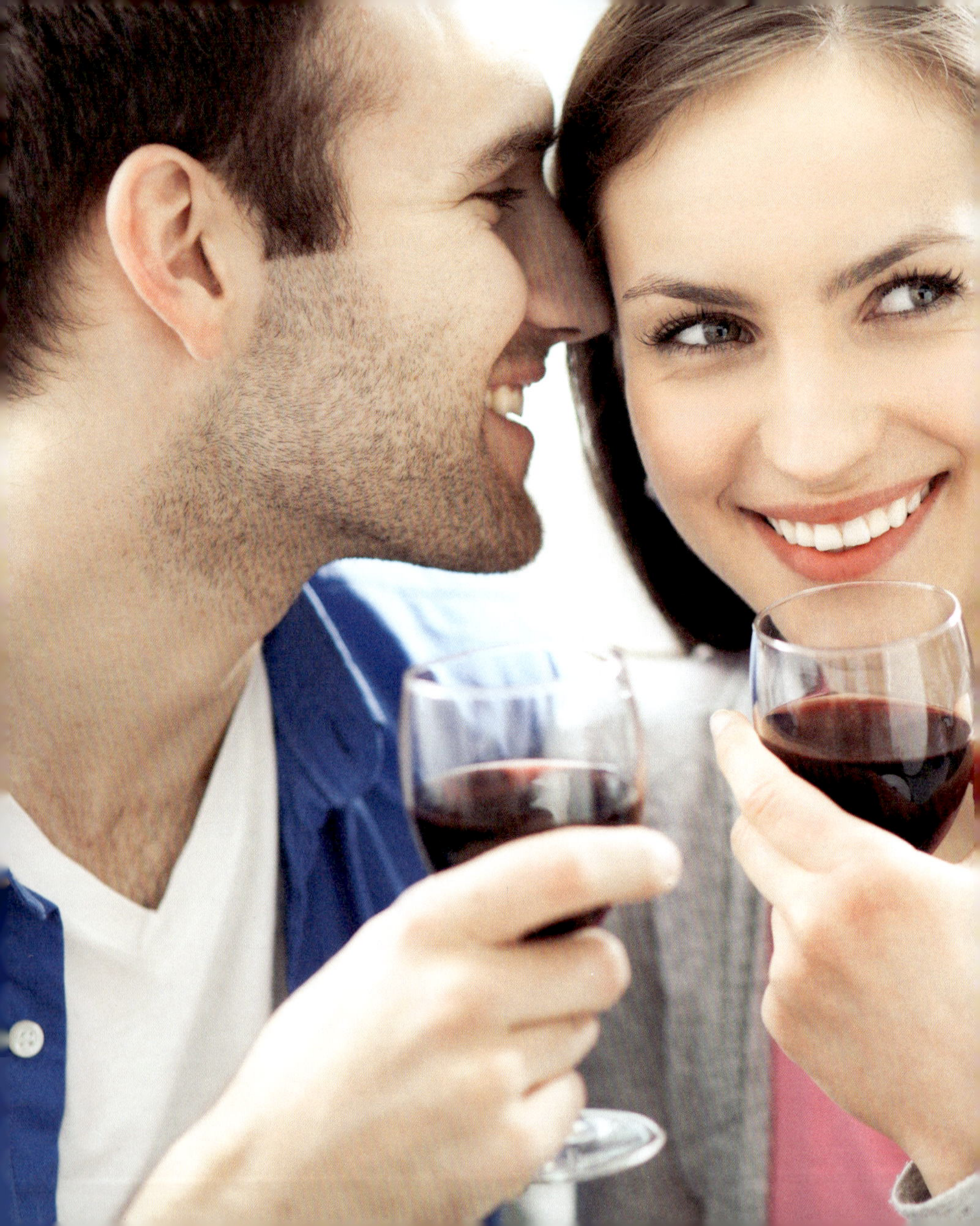

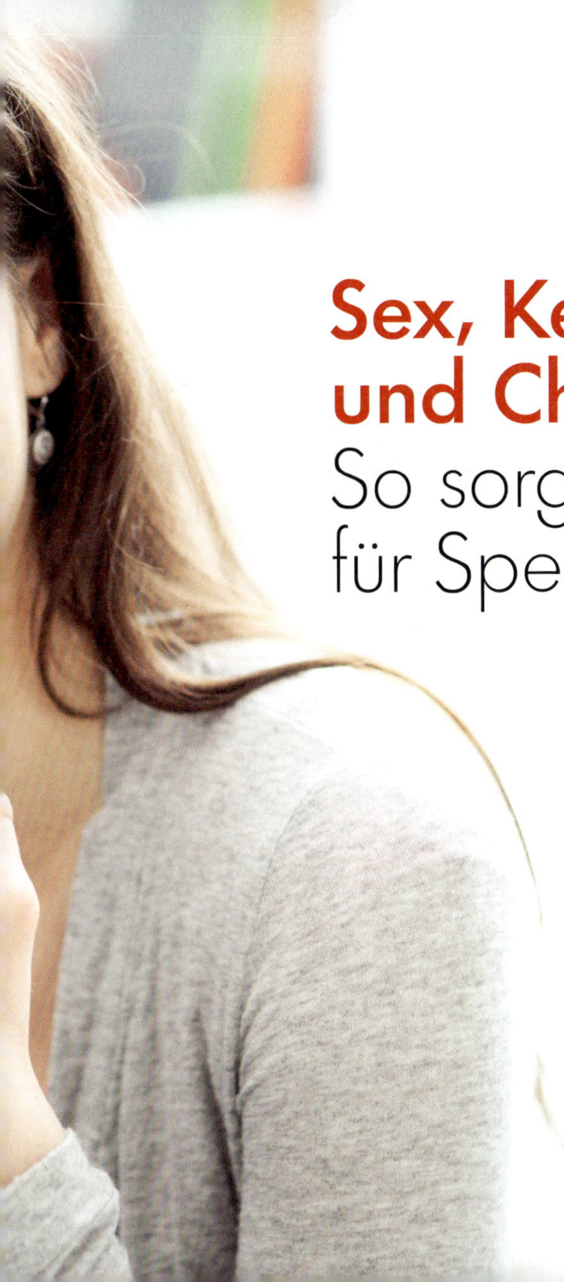

Sex, Keime und Cheddar:

So sorgen wir für Spermidin

Sex, Keime und Cheddar: So sorgen wir für Spermidin

Prinzipiell ist es nicht schwer, den Spermidinwert nach oben zu treiben. Das Polyamin hat den Vorteil, dass wir es nicht nur über die Ernährung zuführen, sondern auch selbst produzieren können. Wobei wir beim Letztgenannten differenzieren müssen, da wir ja nicht nur aus eigenen Körperzellen bestehen, sondern auch aus einem Billionenheer von Bakterien, das eigentlich gar nicht Teil, sondern ein Dauergast von uns ist.

Es gibt also im Wesentlichen drei Wege, wie wir den eigenen Spermidinwert nach oben treiben können:

- Über Ernährung und Supplemente.
- Über unseren Lebensstil.
- Und über unsere Darmflora.

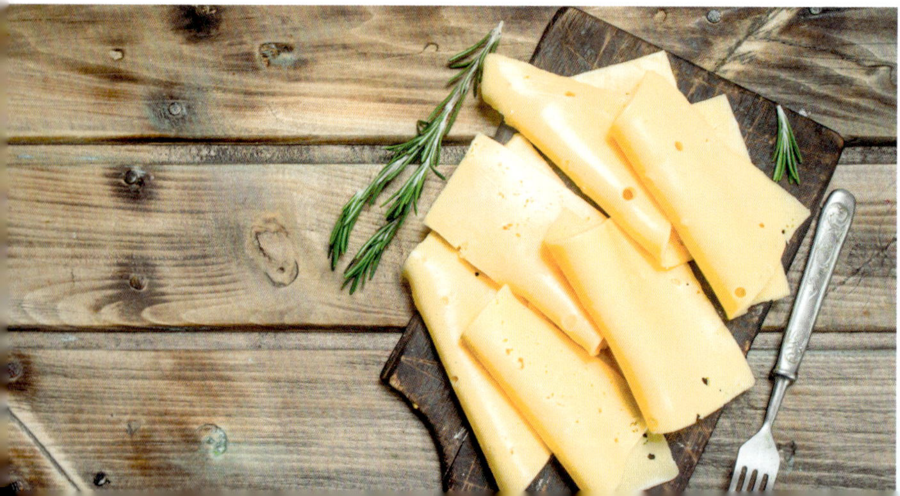

Spermidin über die Ernährung: Geht das überhaupt?

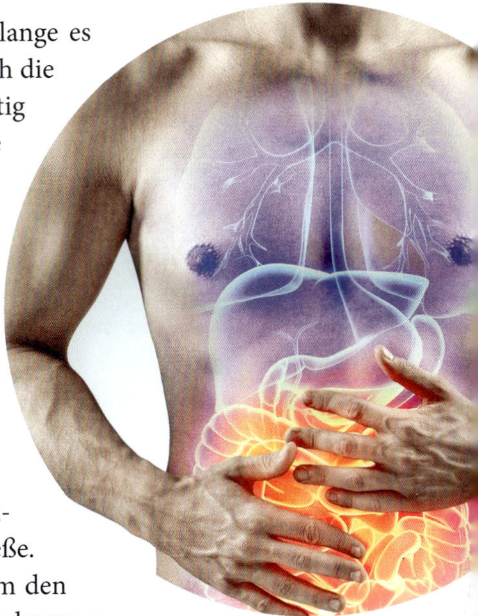

Können Sie sich noch erinnern, wie lange es dauerte, bis sich in der Medizin endlich die Erkenntnis durchgesetzt hat, wie wichtig Joghurt, Kefir und andere probiotische Nahrungsmittel für eine gesunde Ernährung sind? Eines der wichtigsten Gegenargumente damals war, dass man zwar die Bedeutung der Darmflora für unseren Körper anerkannte, aber bezweifelte, dass sie sich durch die Zufuhr von externen Laktobazillen und anderen günstigen Bakterienstämmen – etwa durch Joghurt, Kefir oder andere probiotische Nahrungsmittel – beeinflussen ließe. Als Haupthindernis sah man vor allem den Dünndarm und den Magen. Deren Verdauungssäfte, so die Argumentation, würden den zugeführten Bakterienkulturen den Garaus machen. Und in Bezug auf den Magen klang das auch logisch. Denn die Aufgaben seiner Säure bestehen ja nicht nur im Zersetzen der Nahrung, sondern auch in deren Desinfektion. Für einen Allesfresser wie den Homo sapiens waren seine aggressiven Magensäfte auch in hygienischer Hinsicht immer ein wichtiger Überlebensgarant.

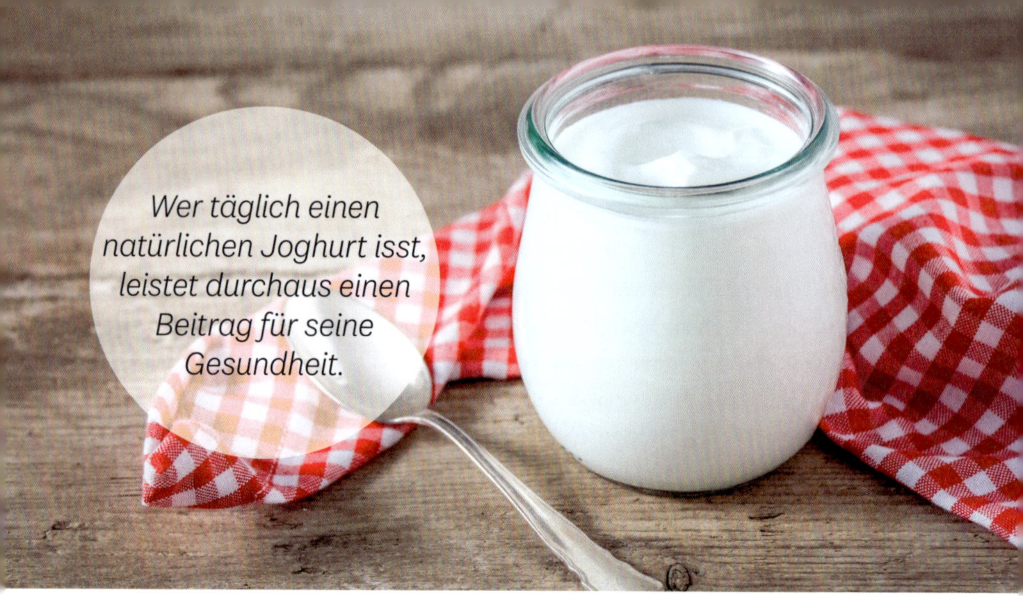

Mittlerweile konnten Wissenschaftler jedoch nachweisen, dass recht viele Bakterienkulturen aus Joghurt und anderen probiotischen Produkten ihre Passage durch den oberen Verdauungstrakt überleben. Das liegt an der Matrix, also an der Struktur und Nährstoffzusammensetzung dieser Nahrungsmittel, die den Mikroorganismen einen effektiven Schutz gegenüber den Verdauungssäften bieten. Sie kommen ja nicht »nackt« in unseren Körper, sondern in einer Verpackung, durch die sie unversehrt bis zu den Tiefen des Darms gelangen, wo sie sich dann unter das dortige Mikrobiom mischen können. Wer also täglich einen natürlichen Joghurt isst, leistet durchaus einen Beitrag für seine Gesundheit.

Bei Spermidin verhält sich die Sachlage zur Verwertbarkeit ähnlich. Lange Zeit glaubte man, dass es zwar enorm wichtig für unsere Gesundheit sei, man es jedoch nicht über Nahrungsmittel hinzufügen könne, weil es beim Gang durch den oberen Verdauungsgang zerlegt würde. Vielerorts herrscht diese Vorstellung noch bis heute, man hinkt da also etwas dem Joghurt hinterher. So hat ein deutsches Forscherteam um den Berliner Virologen Christian Drosten herausgefunden, dass Spermidin – über seinen anregenden Effekt auf die Autophagie – einen antiviralen Effekt haben kann, auch im Kampf gegen SARS-CoV-2, den Auslöser der Corona-Pandemie.[18] In seinem NDR-Podcast[19] betont Deutschlands bekanntester Corona-Experte aber auch, dass man Spermidin wohl nicht so verabreichen kann, um »eine ausreichende Wirkkonzentration« zu erreichen. Diese Aussage stammt vom April 2020, ist also noch nicht so lange her. Damit befindet sich Drosten jedoch nicht auf dem aktuellen Stand der Wissenschaft. Die gute Bioverfügbarkeit von Spermidin, das man sich als Nahrungsmittel oder Nahrungssupplement zuführt, lässt sich eigentlich kaum noch bestreiten.

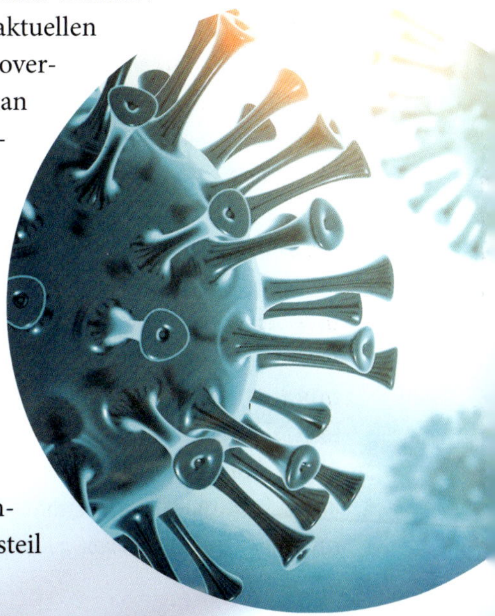

Gute Bioverfügbarkeit

Mittlerweile steht fest, dass Spermidin den Magen weitgehend unbeschadet passiert und in den Zwölffinger- und Dünndarm gelangt. Dort geschieht dann etwas Interessantes: Der Spermidinwert geht steil nach oben, um aber wenig später wieder genauso steil abzusacken. Bereits 120 Minuten später ist er wieder auf dem Ausgangsniveau, also auf dem gleichen Level wie vor dem Verzehr der spermidinreichen Mahlzeit. Dafür gibt es im Prinzip nur zwei Erklärungen: Entweder wird das Polyamin im oberen Darmabschnitt so gründlich in seine Einzelteile zerlegt, dass nichts mehr von ihm übrig bleibt, oder es wird so zügig ins Blut überführt, dass nichts mehr von ihm vorhanden ist. Studien belegen mittlerweile, dass Letzteres der Fall ist.[20] Demnach wird Spermidin im oberen Darmtrakt von Transportproteinen empfangen, die das Polyamin unter ihre Obhut nehmen und zügig vom Darmtrakt ins Blut überführen. Bevor ihm also irgendwelche Enzyme ernsthaft zusetzen könnten, ist es bereits verpackt und abtransportiert; und zwar ins Blut, mit dessen Hilfe es schließlich zu den Organen und ihren Zellen gebracht wird.

Ein japanisches Forscherteam erhöhte die Polyaminwerte von Testpersonen, indem man ihnen 2 Monate lang täglich eine 65-Gramm-Portion der japanischen Sojaspeise Nattō verabreichte, die als besonders polyaminreich gilt.[21] Besonders deutlich war die Veränderung bei Spermin, dessen Blutwert sich auf das 1,4-Fache erhöhte. Bei Spermidin fiel der Anstieg moderater aus, was vermutlich daran lag, dass es im Körper sofort zu Spermin verstoffwechselt wurde. Zudem ist interessant, dass eine kurzfristige Erhöhung der Polyaminzufuhr für nur einen Tag gar nichts brachte. Wer also seinen Spermidinwert über die Ernährung erhöhen will, muss dabei langfristig denken. Aber das kennt man ja auch von anderen Biostoffen, wie etwa den Vitaminen.

Spermidin à la Japan

Wie Grüntee, Sushi und Fischsuppe gehören vergorene Sojaspeisen zur traditionellen Küche Japans. Von ihnen kennt man in Deutschland vor allem Miso, Shoyu (Sojasoße) und einige Tofuvarianten. An Nattō hingegen traut man sich hierzulande nur selten heran, weil seine Konsistenz und sein Geschmack für den abendländischen Gaumen schon sehr gewöhnungsbedürftig sind. Dabei muss man es geradezu als Spermidinbombe einstufen.

Zu seiner Herstellung werden Sojabohnen gekocht und anschließend durch Einwirkung des Bakteriums *Bacillus subtilis ssp. natto* fermentiert. In der Folge bilden sich Schleimfäden und die Speise bekommt einen starken, säuerlichen Geruch. Nattō wird in Japan als Beilage zu anderen Gerichten gereicht, aber auch als eigenständige Speise verzehrt.

Neben großen Mengen an Spermidin enthält Nattō sehr viel Vitamin K, dessen Anteil während der Fermentierung auf das 124-Fache ansteigt. Sein Enzym Nattokinase kann den Blutdruck senken und die für die Alzheimerkrankheit typischen Amyloidablagerungen im Gehirn auflösen. In der japanischen Volksmedizin wird Nattō schon sehr lange eingesetzt. Der legendäre Heerführer Katō Kiyomasa soll es während des Koreafeldzugs 1592 seinen Soldaten verabreicht haben, die dadurch kaum noch von Infektionen und Durchfall heimgesucht wurden.

In Japan gibt es Nattō natürlich in jedem Supermarkt zu kaufen, meistens verpackt in weißen Styroporbehältern und zusammen mit jeweils einer Packung Senf und Dashi-Sojasauce zum Würzen. In Deutschland findet man das Produkt allenfalls in Asiamärkten. Eine andere Beschaffungsmöglichkeit besteht darin, es online zu bestellen. Seit einigen Jahren wird Nattō auch in Bioqualität angeboten.

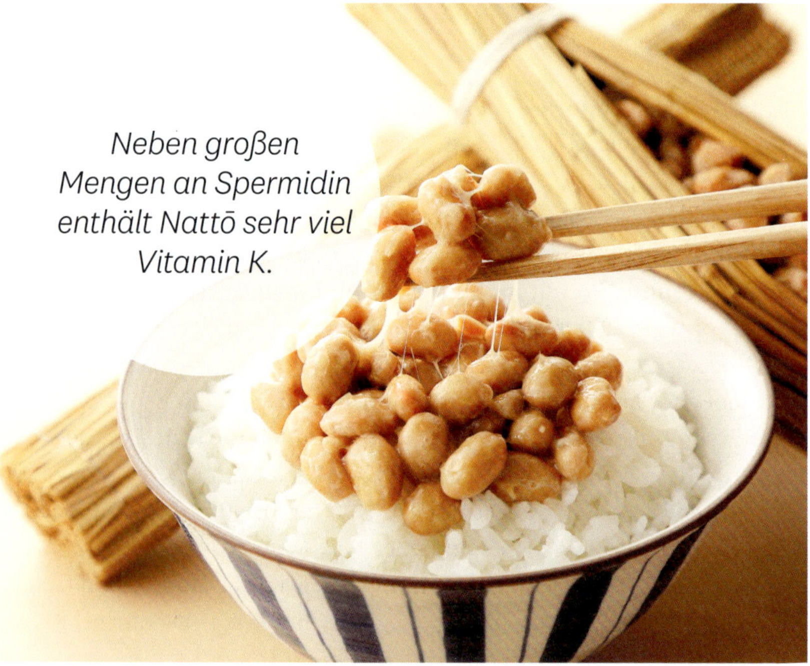

Neben großen Mengen an Spermidin enthält Nattō sehr viel Vitamin K.

Lebensmittel mit viel Spermidin

Mittlerweile liegen viele Daten zum Spermidingehalt von Lebensmitteln vor. Generell gilt, dass man in pflanzlichen Produkten größere Mengen des Polyamins findet als in tierischen. Wobei bei Letzteren der Käse eine große Ausnahme bildet, weil er das Produkt bakterieller Zersetzungs- und Vergärungsprozesse ist, bei dem erst das »Fäulnis-Polyamin« Putrescin und daraus schließlich das »Vital-Polyamin« Spermidin gebildet wird. Dabei spielt es natürlich eine Rolle, wie lange der Käse gereift ist. So enthält etwa ein einjähriger Cheddar bis zu 20 Milligramm auf 100 Gramm.

Überhaupt stehen fermentierte Lebensmittel meistens in der Spitzengruppe der Spermidinlieferanten. Absolut top ist die vergorene Sojaspeise Nattō mit bis zu 34 Milligramm auf 100 Gramm. Auch andere vergorene Lebensmittel wie Miso, Sauerkraut und die koreanischen Kimchi-Zubereitungen sowie die länger gereiften Käsesorten sind sehr ergiebig, Joghurt hingegen hat nur sehr geringe Werte.

Spermidin à la Korea

So wie Spaghetti zur italienischen und Flammkuchen zur elsässischen Küche gehört Kimchi zur traditionellen Küche von Korea. Die erste schriftliche Erwähnung des Wortes stammt aus der Zeit der Drei Reiche von Korea, also aus den ersten 6 Jahrhunderten unserer Zeitrechnung. Erste Angaben zu den Zutaten von Kimchi lassen sich in den Schriften der sogenannten Goryeo-Epoche (918–1392) nachlesen.

Es handelt sich dabei um Gemüse, das durch Milchsäurebakterien vergoren wird. Zunächst verwendete man dazu vor allem Kohl, später aber auch Gurken, Senfblätter, Knoblauch und Rettich. Kimchi enthält überaus viel Vitamin A sowie – infolge der Gärung – große Mengen der Vitamine B_1, B_2 und B_{12}. Ein weiteres Produkt der Fermentation ist aber auch Spermidin. Spitzenreiter ist hier der Baechu-Kimchi. Er wird aus Kohl zubereitet und enthält bis zu 8,8 Milligramm Spermidin auf 100 Gramm. Danach kommt der aus Senfblättern gewonnene Gat-Kimchi (3,3 mg/100 g) und der aus Rettich gewonnene Kkakdugi (2,2 mg/100 g).

Im Unterschied zu Nattō kann man Kimchi hierzulande nicht nur in Asia-Märkten kaufen, sondern auch in Reformhäusern, Supermärkten und Discountern.

Pilze, Pflanzenkeime und Sprossen enthalten in der Regel ebenfalls viel Spermidin, weil in ihnen ein schnelles Zellwachstum stattfindet. Absoluter Spitzenreiter sind hier mit über 24 Milligramm auf 100 Gramm die Weizenkeime. In einigen Fällen kommen sie sogar auf ähnlich hohe Werte wie Nattō. Weizenkeim-Extrakt bildet daher oft die Grundlage für die hierzulande im Handel angebotenen Spermidinnahrungsergänzungen.

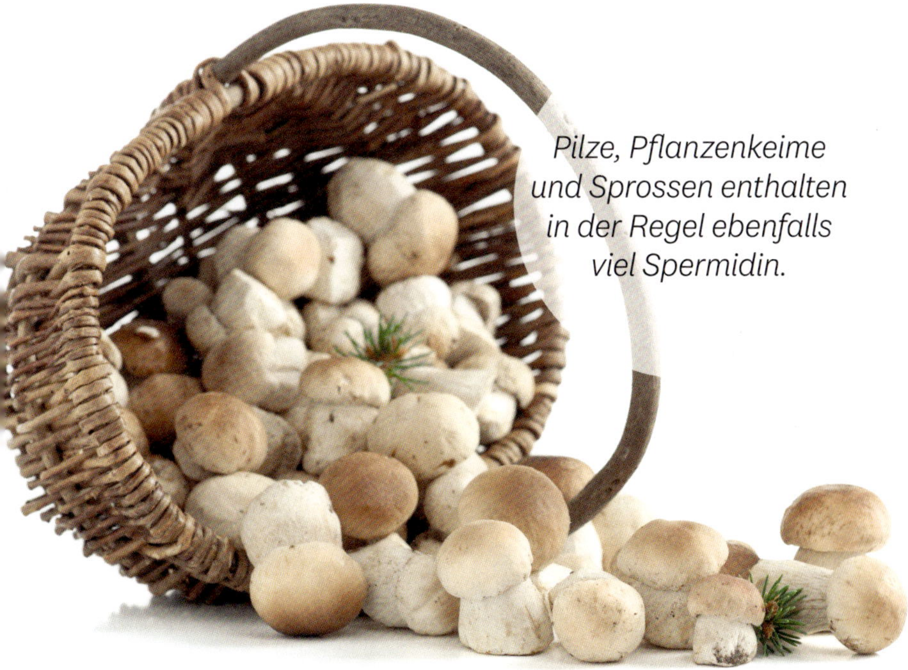

Pilze, Pflanzenkeime und Sprossen enthalten in der Regel ebenfalls viel Spermidin.

Der Spermidingehalt einiger besonders ergiebiger Nahrungsmittel

In Milligramm pro 100 Gramm, Durchschnittswerte

Cheddar, einjährig	20,0
Blauschimmelkäse	7,2
Hühnerleber	4,9
Muscheln	3,8
Makrele	3,5
Sardine	1,2
Nattō	34,0
Schwarzer Shimeji-Pilz	12,4
Pilze (Durchschnitt)	8,9
Baechu-Kimchi (aus Kohl)	8,8
Grüne Erbsen, gekocht	6,5
Birne	5,3
Sauerkraut	4,7
Brokkoli, frisch	4,1
Senf	3,4
Gat-Kimchi (aus Senfblättern)	3,3
Mango	3,0
Kichererbse, gekocht	2,9
Dill	2,9

Blumenkohl, frisch	3,1
Knollensellerie	2,7
Kartoffeln, gekocht	2,4
Spinat, frisch	1,8
Grüne Zwiebeln	1,7
Sojamilch	1,6
Melone	1,2
Weizenkeime	24,3
Mais	4,3
Teeblätter, schwarz	3,8
Vollkorn	2,4
Vollkornmüsli	2,4
Haselnuss	2,1
Erdnuss	1,6
Pistazie	1,1

Quellen: Doeun[22], Muñoz-Esparza[23], Park[24] und Reis[25]

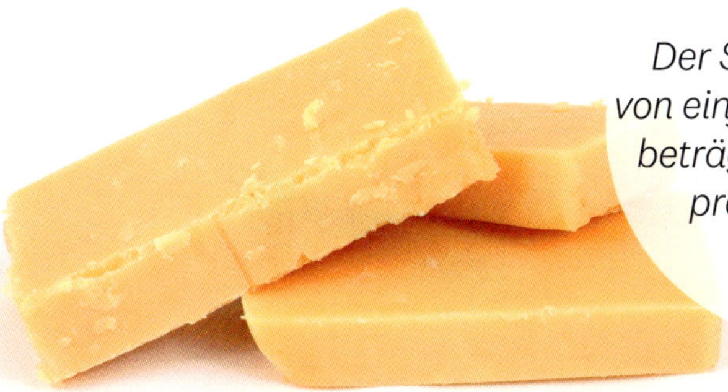

Der Spermidingehalt von einjährigem Cheddar beträgt 20 Milligramm pro 100 Gramm.

Was erhöht, was senkt den Spermidinwert?

- **Die Portionen**. Die im Alltag üblichen Verzehrmengen beeinflussen wesentlich, inwieweit ein Nahrungsmittel tatsächlich zu unserem Spermidinhaushalt beitragen kann. So enthält beispielsweise schwarzer Tee fast 4 Milligramm auf 100 Gramm, doch wird dieser ja gerade mal teelöffelweise portioniert. Ähnliches gilt für den Dill. Sie können daher nicht maßgeblich zu unserer Spermidinversorgung beitragen. Umgekehrt essen wir aber gerade in Deutschland viele Kartoffeln. Diese spielen daher für unsere tägliche Spermidinversorgung eine weitaus größere Rolle, obwohl ihr Wert gegenüber Dill und Schwarztee deutlich kleiner ausfällt.

- **Die Herkunft**. Ein und dasselbe Nahrungsmittel kann in seinen Spermidinmengen stark variieren, je nachdem, aus welcher Region es kommt. So fand man in englischem Vollkorn fast doppelt so viel Spermidin wie in seinem norwegischen Pendant. Im japanischen Spinat entdeckte man immerhin 1,8 Milligramm auf 100 Gramm, im tschechischen nicht einmal die Hälfte davon. Der deutsche Blumenkohl kam in Messungen auf 3,1 Milligramm, der englische auf nur 2,5 Milligramm pro 100 Gramm. Die Unterschiede können an den Anbaubedingungen liegen, aber auch an den Methoden, mit denen die Werte erhoben wurden.

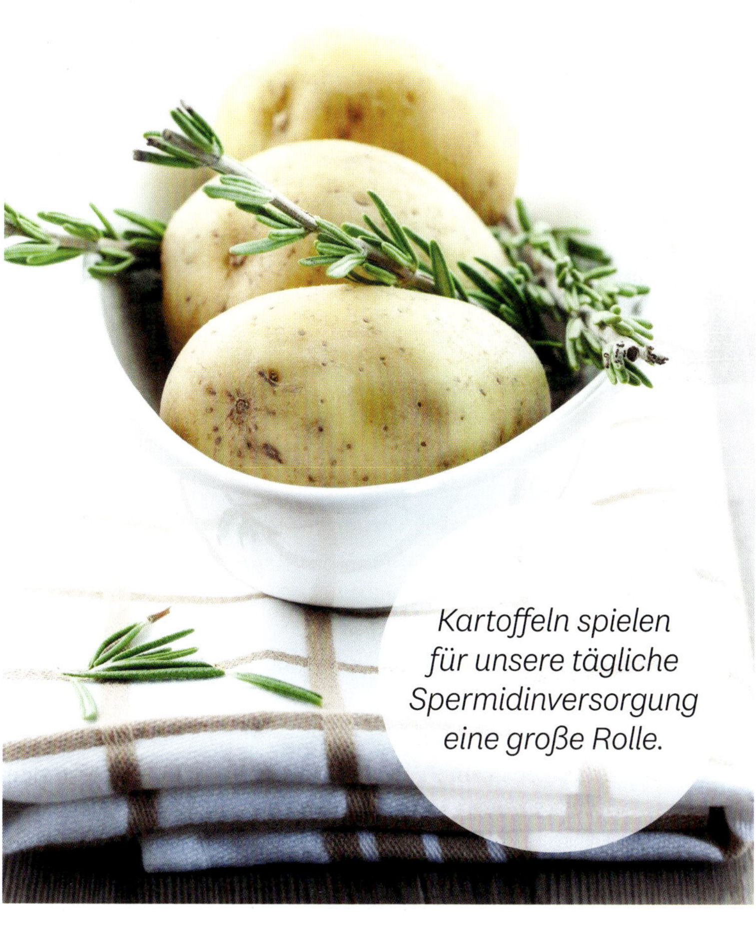
*Kartoffeln spielen
für unsere tägliche
Spermidinversorgung
eine große Rolle.*

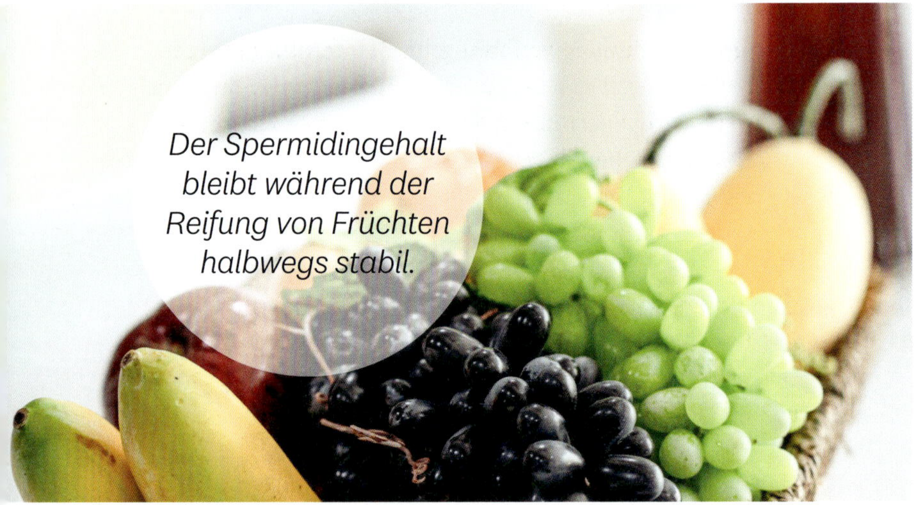

- **Der Reifegrad**. Die Zusammensetzung von Früchten und Gemüse ändert sich im Verlauf ihres Reifungsprozesses. Vitamine etwa gehen dabei in der Regel verloren. Für Spermidin gilt das jedoch nicht. Sein Gehalt bleibt während der Reifung halbwegs stabil.

- **Lagerung**. Wie für den Reifegrad gilt auch hier, dass sie das Inhaltsstoffprofil von Früchten und Gemüse beeinflusst. Für Spermidin gibt es in dieser Hinsicht jedoch unterschiedliche Befunde. Insgesamt scheint es jedoch – etwa im Verhältnis zu Vitaminen – relativ stabil zu sein.

- **Kochen**. Von Vitamin C etwa weiß man, dass es beim Kochen in großem Umfang verloren geht. Betacarotin hingegen profitiert davon, weil es dabei aus chemischen Verbindungen herausgelöst wird. Spermidin bleibt beim Kochen chemisch stabil, allerdings gehen dabei relativ große Mengen ins Kochwasser über. Erbsensuppe ist daher als Spermidinquelle wertvoller einzuschätzen als Erbsengemüse.

- **Backen**. Bei dieser Zubereitungsform arbeitet man mit hohen Temperaturen von 180 bis 250 °C. Dabei geht Spermidin in großem Umfang verloren. Der Brokkoliauflauf ist also weniger ergiebig als das Brokkoligemüse.

- **Salz**. Stark gesalzene Lebensmittel enthalten in der Regel weniger Spermidin. Was vor allem daran liegt, dass Natriumchlorid die Gär- beziehungsweise Fermentationsprozesse einschränkt. Wer also Käse oder Nüsse für seine Spermidinversorgung einsetzen will, sollte dabei auf möglichst salzarme Produkte achten.

- **Räuchern**. Beim Räuchern werden Bakterien zerstört, die sonst Polyamine produzieren würden. Salami enthält dadurch wesentlich mehr Spermidin als etwa Rauchschinken oder Räucherfisch. Besonders reichhaltig sind italienische Sorten wie Soppressata (4 mg/100 g) und Salsiccia (1,9 mg/100 g).

Spermidin à la Italia

Normalerweise zählen Fleisch- und Wurstwaren nicht zu den ergiebigen Spermidinquellen. Es gibt jedoch zwei besonders leckere Ausnahmen aus Italien, weil in ihrer Herstellung spermidinproduzierende Bakterien zum Einsatz kommen:

- **Soppressata.** Wird in diversen italienischen Regionen wie etwa Apulien, Kalabrien, Friaul-Julisch Venetien und Kampanien hergestellt. Dabei wird beispielsweise Schweinefleisch von der Schulter, von Schinken und Nacken sowie Speck zerkleinert und mit Salz, Pfeffer, Gewürzen und manchmal Knoblauch, Weißwein oder Grappa gemischt und in große Schweinedärme abgefüllt. Anschließend lässt man sie an der Luft reifen – und dabei entsteht sehr viel Spermidin.

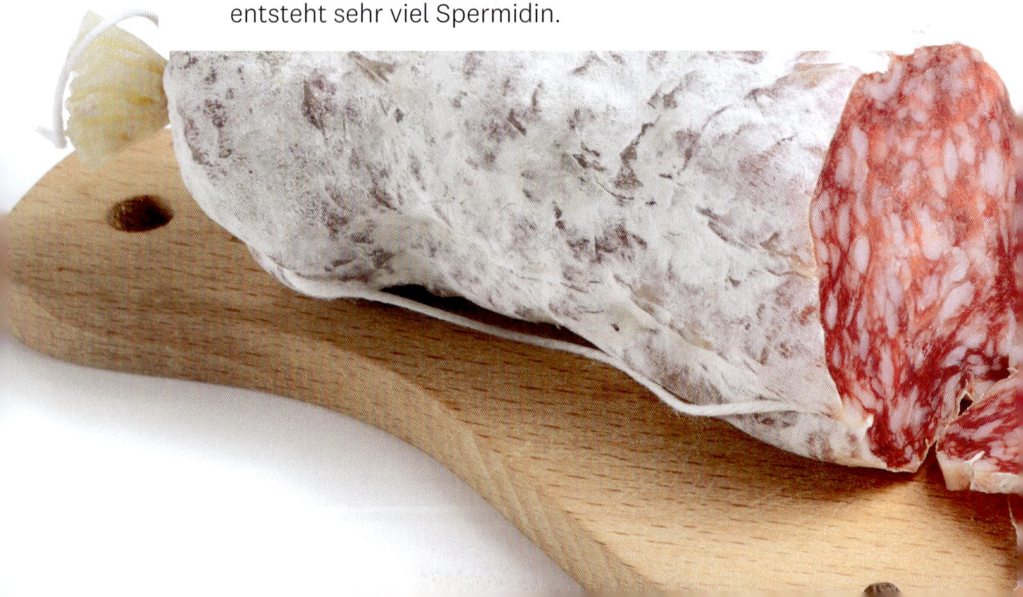

- **Salsiccia**. Diese grobkörnige Rohwurst ähnelt in Struktur und Geschmack oft einer deutschen groben Bratwurst. Verschiedene norditalienische Regionen wie Venetien oder die Lombardei beanspruchen die Erfindung der Salsiccia für sich. Wahrscheinlich ist sie aber mehrfach erfunden worden. Für ihre Zubereitung nutzt man typischerweise Naturdarm von Schwein oder Hammel. Dieser wird sowohl mit magerem (z. B. Schulter) als auch mit fettem (z. B. Bauch) gehacktem und gesalzenem Fleisch gefüllt, das mit Rotwein und allerlei Gewürzen verfeinert wird. In der Regel lässt man die Salsiccia in der Luft reifen. Außer in Sardinien und Kampanien, wo sie geräuchert wird. Dies ergibt natürlich einen ganz eigenen Geschmack – und geht zulasten von Spermidin.

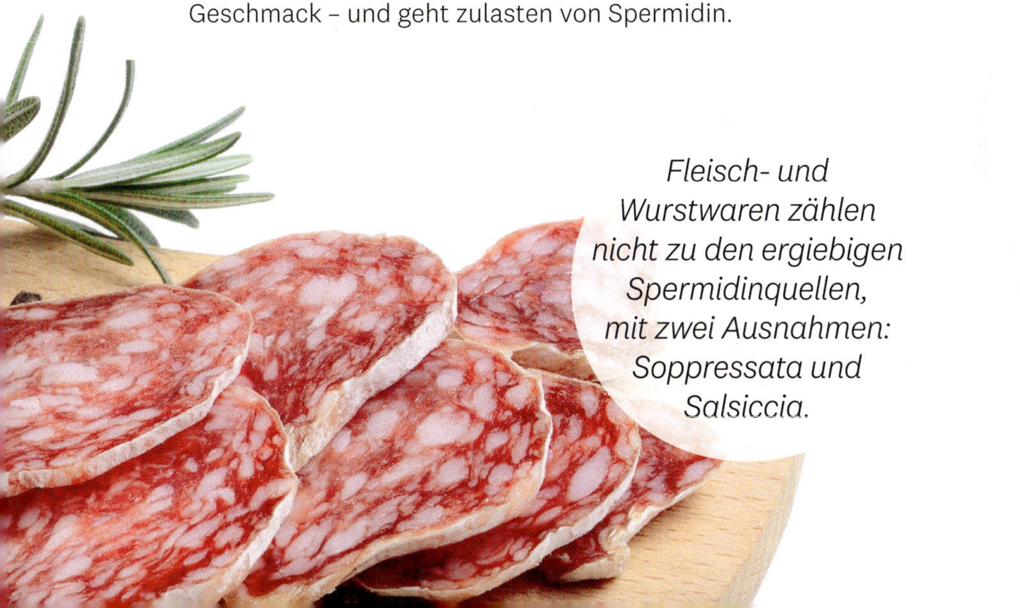

Fleisch- und Wurstwaren zählen nicht zu den ergiebigen Spermidinquellen, mit zwei Ausnahmen: Soppressata und Salsiccia.

Ein ganz besonderes Paar: Rotwein & Spermidin

Wer kennt es nicht, das französische Paradox? Es wurde Anfang der 1990er-Jahre von französischen Ärzten formuliert und besagt im Wesentlichen, dass Franzosen wegen ihres hohen Rotweinkonsums seltener an Herz und Kreislauf erkranken, obwohl sie ähnlich viel rauchen und Fleisch essen wie andere Europäer. Mittlerweile jedoch gilt diese Theorie als widerlegt. So stellte die Weltgesundheitsorganisation WHO im Jahr 2000 fest, dass die Häufigkeit von Herzerkrankungen in Frankreich in den 1990er-Jahren statistisch falsch erfasst wurde. Französische Ärzte haben anscheinend auf den Sterbeurkunden Herzerkrankungen nicht eindeutig erfasst, sodass die Zahlen um 20 Prozent geringer dargestellt wurden, als sie tatsächlich waren. Korrigiert man nun die Fälle an Herzerkrankungen um diesen Wert nach oben, so lässt sich für die Quote der Herzerkrankungen in Frankreich kein sonderlicher Unterschied zu anderen Ländern feststellen.

Was jedoch unbestritten bleibt: Der Naturstoff Resveratrol verfügt über eine weite Palette von positiven Wirkungen auf den menschlichen Organismus. Er schützt beispielsweise vor den Angriffen von Viren; und als Antioxidans bewahrt er uns vor den berüchtigten freien Radikalen, die als wesentliche Mitauslöser für Arteriosklerose, Krebs, Demenz und viele andere schwerwiegende Krankheiten gelten. Darüber hinaus besitzt er die Fähigkeit, körpereigene antioxidative Enzymsysteme wie die Superoxiddismutase (SOD) und einige Katalasen zu stimulieren. Resveratrol wirkt also nicht nur selbst als Antioxidans, sondern es setzt auch antioxidative Mechanismen unseres Körpers in Gang.

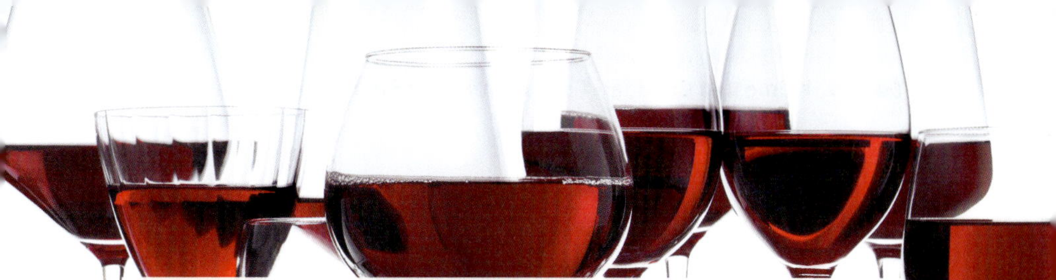

Welcher Rotwein enthält am meisten Resveratrol?

Die Resveratrolwerte von Rotwein können stark voneinander abweichen, je nachdem, um welche Weinsorte es sich handelt und aus welcher Region das Produkt stammt.

Die höchsten Maximalwerte (in mg/l) fand man bei

Ungarischem Merlot	14,3
Tschechischem Pinot Noir	10,5
Ungarischem Cabernet Sauvignon	9,3

Die höchsten Durchschnittswerte (in mg/l) fand man bei

Schweizer Pinot Noir	11,9
Französischem Pinot Noir	5,4
Spanischem Pinot Noir	5,1

Unter allen Rotweinsorten scheint also der Pinot Noir den Trend zum höchsten Resveratrolwert zu haben. Bei den Regionen haben Ungarn und die Schweiz die Nase vorn.

Quelle: Stervbo, 2007[26]

Zu den weiteren Wirkungen des Rotweinwirkstoffs gehört aber auch, dass er die Autophagie in den Zellen stimuliert. Er ähnelt in dieser Hinsicht also dem Spermidin, wobei beide auf unterschiedlichen Wegen zu ihrem Ziel kommen. Resveratrol induziert den uns verjüngenden Recyclingprozess, indem es die sogenannten Deacetylasen aktiviert; Spermidin hingegen hemmt die Acetylasen. Bei beiden Stoffen handelt es sich um Enzyme, die trotz ihrer engen Verwandtschaft völlig unterschiedlich auf die Autophagie wirken. Durch die Deacetylasen nämlich wird diese aktiviert und durch die Acetylasen blockiert. Wenn man also die Selbstreinigung in den Zellen aktivieren will, kann man entweder die Deacetylasen in Gang setzen, so wie es der Rotweinwirkstoff tut, oder aber die Acetylasen hemmen, wie es bei Spermidin der Fall ist. Man würde dann die Autophagie auf zwei Wegen aktivieren, was allein schon eine Kombination der beiden ratsam erscheinen lässt. Aber es gibt noch ein zweites Argument für diese Strategie.

Ein internationales Forscherteam um Eugenia Morselli von der Université Paris-Sud (mit Beteiligung des Autophagieforschers Frank Madeo) fand nämlich heraus, dass beide Stoffe synergistisch zusammenarbeiten.[27] Sie greifen wie Zahnräder ineinander, um die

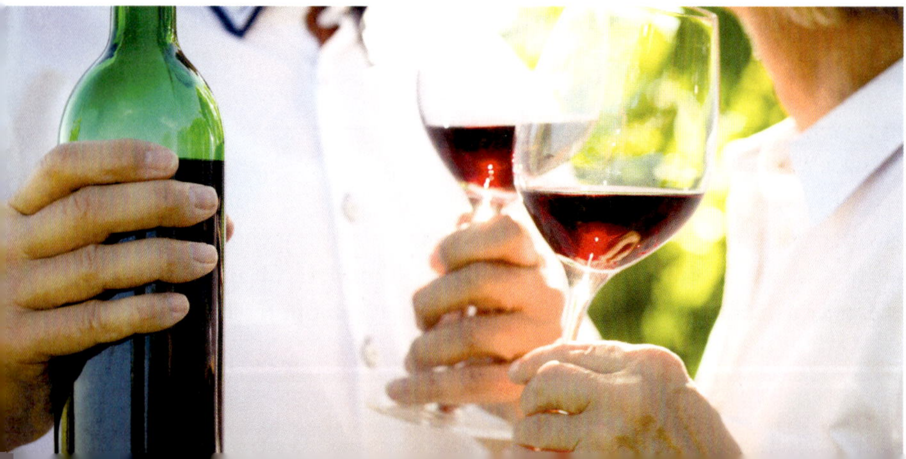

Autophagie anzuwerfen. So stellten die Forscher im Test an Mäusen fest, dass sowohl Spermidin in hoher Dosierung (50 mg/kg Körpergewicht) als auch Resveratrol in hoher Dosierung (25 mg/kg Körpergewicht) das zellinterne Recycling aktivieren. Was sicherlich keine Überraschung ist, da eine Erhöhung der Dosis in der Regel auch mit einer Verstärkung der Wirkung einhergeht. Doch wenn man von den hohen Spermidin- und Resveratrolmengen jeweils nur ein Zehntel nimmt (also 2,5 mg/kg bzw. 5 mg/kg), passiert gar nichts. Was auch wieder keine Überraschung ist, denn von einem Zehntel unserer morgendlichen Tasse Kaffee würden wir auch nichts spüren.

Die eigentliche Überraschung passiert, wenn man die Zehntel-Dosierungen von Spermidin und Resveratrol miteinander kombiniert: Sie aktivieren die Autophagie genauso stark, als hätte man die hohe Einzeldosis von einem der beiden genommen. Erklären lässt sich das nur daraus, dass sich beide ergänzen und zu einer potenzierten Gesamtwirkung auf die Autophagie hochschaukeln. Nach dem Muster: Zusammen sind wir stark. Und wir sind als Duo sogar genauso stark wie jeder Einzelne von uns, der in Zehnerstärke auftritt.

Im Fazit heißt das, dass man mit beiden – also Spermidin *und* Resveratrol – sehr viel sparen kann, indem man sie miteinander kombiniert. Wer sich täglich 2 (für die Durchschnittsfrau) bis 3 (für den Durchschnittsmann) Gläser Pinot Noir und eine Portion von 20 bis 30 Gramm reifen Cheddar gönnt, ist in puncto Autophagie und Lebensverlängerung auf dem richtigen Weg. Und schmecken tut's auch noch.

Aus rundem Bauch schmeckt es am besten

Ein Forscherteam unter der Leitung von Thomas Hummel von der Universität Dresden hat ermittelt, inwieweit es sich optisch, geruchlich und geschmacklich niederschlägt, aus welchem Glas wir unseren Wein trinken.[28] Dazu hat man knapp 200 Freiwilligen rote und weiße Tropfen in unterschiedlichen Gläsern kredenzt. Die Probanden sollten den Wein erst riechen und danach mindestens eine Minute lang eine Portion davon schmeckend im Mund halten. Nach dem Riech- und Schmeckprozedere wurden sie dann noch aufgefordert, neben den Geruchs- und Geschmackseindrücken des Getränks auch ihren ästhetischen Gesamteindruck wiederzugeben.

Es zeigte sich, dass – ästhetisch gesehen – der Rotwein den Testern im geraden Glas am besten gefiel, im tulpenförmigen hingegen fand er bei ihnen keinen Anklang. Ganz anders beim Weißwein. Der wirkte im Bauchglas am attraktivsten, im geraden Glas kam er jedoch gar nicht an.

Was jedoch Geschmack und Geruch anging, waren sich Rot- und Weißweintester einig: Es geht nichts über ein Glas mit sanft gerundetem Bauch. Was für Studienleiter Hummel ein sicherer Hinweis darauf war, »dass sich in bauchigen Gläsern das Aromaprofil von Wein offenbar besser entfalten kann«.

Fazit: Wir sollten vor dem Kauf sorgfältig überlegen, ob unsere Weingläser nur im Schrank gut aussehen, den optischen Eindruck des Weins verstärken oder aber wirklich seinen Geschmack und sein Aroma zur Geltung bringen sollen. Und es handelt sich bei dieser Angelegenheit keineswegs um eine Bagatelle. Von den Testtrinkern waren über die Hälfte davon überzeugt, dass sie unterschiedliche Weinsorten getrunken hätten. Dabei hatten sie immer denselben Tropfen nur aus unterschiedlichen Gläsern bekommen.

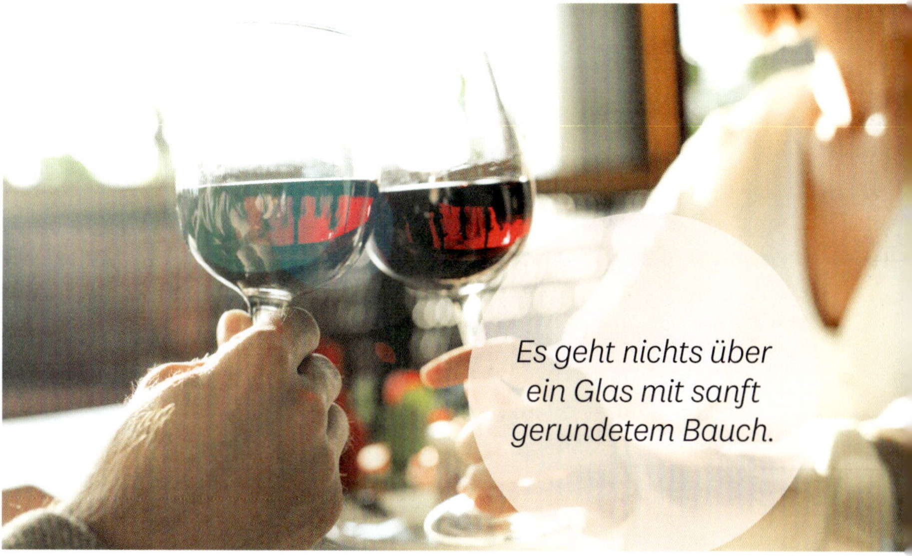

Spermidin als Nahrungsergänzung

Mittlerweile wird Spermidin in diversen Supplementen beziehungsweise Nahrungsergänzungen angeboten. Ihre Qualität ist recht unterschiedlich und für den Laien nur schwer einsehbar. Wichtig ist, dass exakt angegeben ist, wie viel Spermidin in jeder Einheit (Tablette, Kapsel) enthalten ist. Wenn also ein Präparat 800 Milligramm Weizen-Extrakt enthält, ist das zwar eine wünschenswerte Angabe, weil man weiß, woher das Spermidin stammt. Es sollte aber auch noch angegeben sein, wie hoch der konkrete Spermidingehalt ist, also beispielsweise 0,8 oder 1,0 Milligramm.

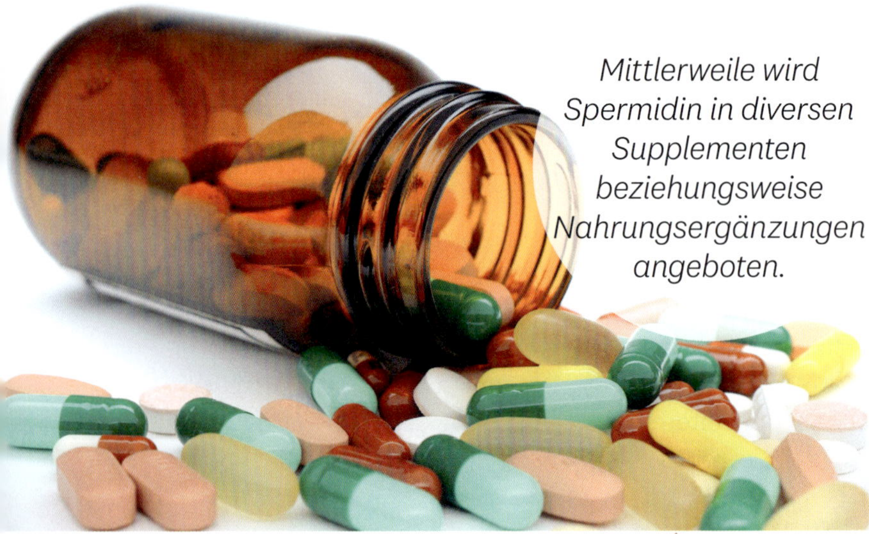

Mittlerweile wird Spermidin in diversen Supplementen beziehungsweise Nahrungsergänzungen angeboten.

Die Dosis

Für die Anwendung von Nahrungsergänzungen werden als Spermidintagesdosis 1–6 Milligramm empfohlen. Die meisten Studien existieren zur kleinsten Dosis, also 1 Milligramm. Größere Menschen und Senioren jenseits der 70 Jahre können aber auch höhere Mengen bis zu 6 Milligramm verzehren. Von irgendwelchen Schädigungen in diesem Bereich ist nichts bekannt.

Zudem hängt die empfohlene Tagesdosis davon ab, welche Spermidinmengen die Menschen bereits über die Ernährung verzehren. So konsumieren die Menschen im mitteleuropäischen und asiatischen Raum durchschnittlich 12–13 Milligramm pro Tag, ihnen dürften also entsprechende Supplemente in kleiner Größenordnung von 1 bis 2 Milligramm reichen. Wer schwerpunktmäßig tierische und hochverarbeitete Lebensmittel auf dem Speiseplan hat, sollte größere Spermidinmengen verzehren.

In den USA kommt man gerade mal auf 8 und in der Türkei sogar nur auf 5 Milligramm Spermidin täglich, die über die Ernährung abgedeckt werden. Hier könnte man also 6–10 Milligramm zusätzlich zuführen. Dafür verzehren die Menschen in Mittelmeerländern wie Italien und Spanien – aufgrund ihrer spezifisch mediterranen Ernährung – bis zu 26 Milligramm pro Tag. Hier ist eine Steigerung der Zufuhr eigentlich nicht mehr angebracht.

Zudem sollte man darauf achten, was eine bestimmte Menge Spermidin bei den einzelnen Präparaten kostet. Der Betrag für eine Dosis von 1,2 Milligramm bei Increase SpermidinPro beträgt rund 0,50 Euro, die gleiche Dosis bei Nordic Pure Spermidin kostet über 0,80 Euro, also je nach Anbieter. Das ist schon ein beachtlicher Unterschied, und da lohnt sich auch mal der Griff zu Dreisatz und Taschenrechner. Und das nicht nur einmal, sondern – sofern man länger mit Spermidin arbeiten möchte – immer wieder, beispielsweise im 3-Monatszyklus. Gerade die Preise des Internethandels verändern sich schneller als Aktienkurse und Umfragen zur nächsten Bundestagswahl.

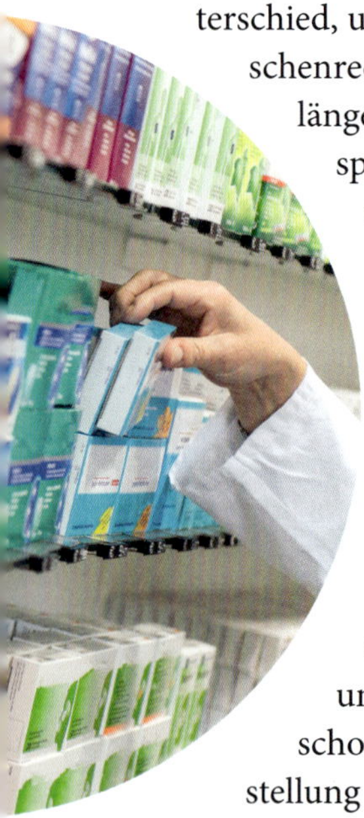

Über die Qualität der einzelnen Spermidinsupplemente lässt sich nicht viel sagen. Einige von ihnen gibt es zwar auch in Apotheken, doch dort wird ja mittlerweile alles Mögliche verkauft, sodass auch dies kein Qualitätsgarant mehr ist. Tatsache ist, dass die Herstellung von Weizenkeim- oder auch (seltener) Sojabohnen-Extrakt kein sonderliches Problem darstellt, dafür bedarf es keines größeren Aufwandes und auch keines Speziallabors. Man kann also allein schon deshalb eine gewisse Qualität erwarten, weil die Herstellung der Extrakte relativ unkompliziert ist. Vielen Produkten sind noch weitere Inhaltsstoffe zugesetzt, wie etwa Vitamin B_6, Zink oder auch die anderen Polyamine Putrescin und Spermin. Das hört sich im einen oder anderen Falle sinnvoll an, doch in der Regel fehlen klinische Beweise für die besondere Wirksamkeit dieser Kombinationen.

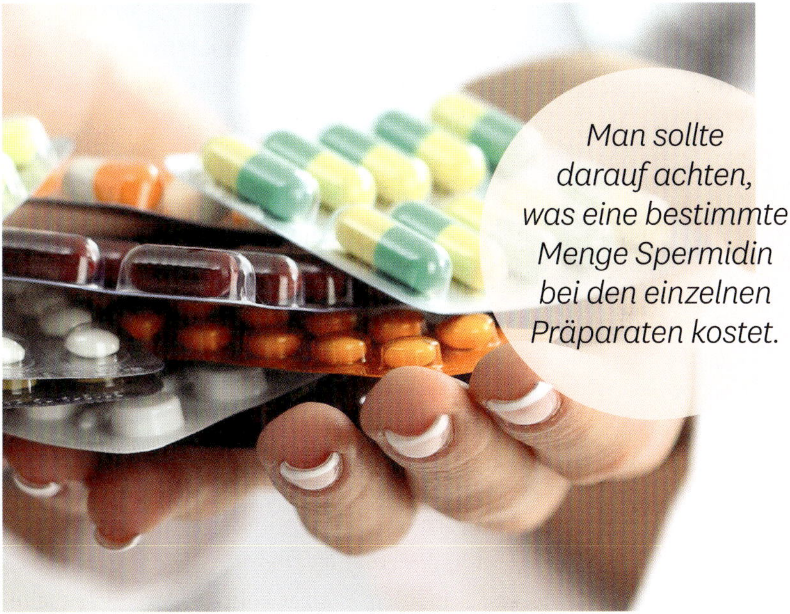

spermidineLIFE® wirbt auf seiner Website mit einem wissenschaftlichen Beirat, der mit hochkarätigen Forschern besetzt ist, wie etwa den Professoren Frank Madeo, Lorenzo Galluzzi, Lars-Peter Kamolz und dem weltweit meist zitiertesten Autophagieforscher Guido Kroemer von der Universität Paris. Man muss davon ausgehen, dass diese viel beschäftigten Menschen nicht ständig bei der Produktion des Weizenkeim-Extraktes über die Schultern schauen. Man darf aber auch annehmen, dass sie ihre Namen nicht für irgendein minderwertiges Produkt hergeben.

Die bekanntesten Spermidinpräparate in Deutschland, Österreich und der Schweiz

- *spermidineLIFE® Original 365+*. Das wohl bekannteste Weizenkeim- beziehungsweise Spermidinprodukt. Mit Zink und Vitamin B_1.
- *RecoverLIND Spermidin Kapseln*. Mit den Polyaminen Spermin und Putrescin sowie Vitamin B_6.
- *Raab Vitalfood Bio Spermidin Weizenkeim Kapseln*.
- *Nordic Pure Spermidin*.
- *Cellimpact Spermidin Kapseln*. Nicht aus Weizenkeim-, sondern aus Soja-Extrakt.
- *Vita World Spermidin Plus*. Mit Zink und Vitamin B_1.
- *Bärbel Drexel Spermidin plus Zink Kapseln*.

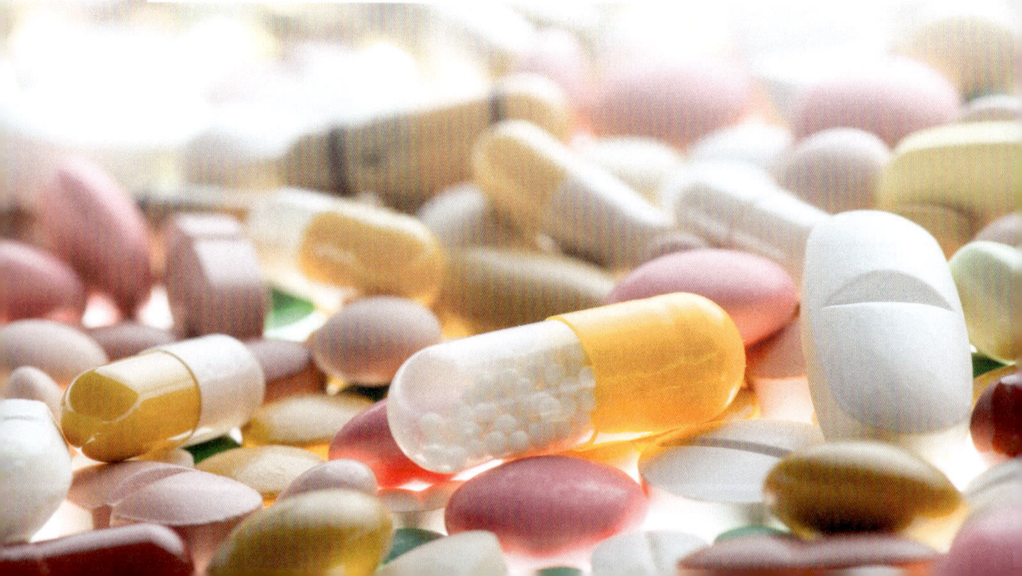

Spermidinpower aus dem Darm

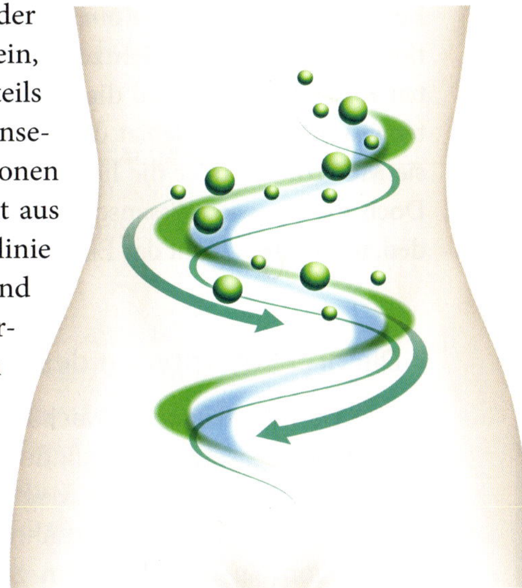

Es klingt paradox: Aber jeder Mensch – egal, ob groß oder klein, jung oder alt – besteht größtenteils aus »Nichtmensch«. Denn in unserem Darm hausen rund 40 Billionen Bakterien, also Zellen, die nicht aus unserer Homo-sapiens-Zelllinie stammen. 40 Billionen – das sind 10 Billionen mehr als unser körpereigener Zellbestand! Man kann sich leicht vorstellen, dass dieses mächtige Heer der Fremden einen großen Einfluss auf ihren Wirt, also auf uns und unsere Gesundheit haben kann. Wir sollten uns daher, und das belegen mittlerweile auch wissenschaftliche Studien, so gut wie möglich um sie kümmern.

Die Geschichte unserer Darmflora reicht rund 750 Millionen Jahre zurück. Die Bakterien waren zu diesem Zeitpunkt schon mehr als 2 Milliarden Jahre da, der Homo sapiens noch in weiter Ferne. Als sich einige Zellen zu komplexen Organismen verbündeten, boten sie für die herumstreifenden Bakterien einen neuen Lebensraum mit ergiebigem Nahrungsangebot. Einige der Bakterien gingen wenig zimperlich vor, betätigten sich als Krankheitser-

Von der Klärgrube in die Forschung

Vermutlich begann die Karriere von Gwen Falony als Mikrobiologe, als er im Alter von 6 Jahren in die Klärgrube des großelterlichen Bauernhofs fiel. »Sie war glücklicherweise leer«, erzählt er. »Doch die Familienlegende sagt, dass ich mit Ungeziefer und abstoßenden Insekten spielte, als man mich fand.« Jedenfalls schien den Knaben der Fäkaliengestank in der Grube nicht sonderlich gestört zu haben. »Und damit war ich quasi dafür bestimmt, mich später mit der Darmflora des Menschen zu beschäftigen.«

Inzwischen leitet Falony mit seinem Kollegen Jeroen Raes das »Flemish Gut Flora Project«, also das Flämische Darmflora-Projekt. Gegründet 2012, finanziert vom belgischen Staat mit dem Ziel, mehr über die Zusammenhänge von Lebensstil, Gesundheit und Darmbesiedlung zu erfahren. Dazu waren bereits die Stuhlproben von über 5000 Flamen gesammelt und mikrobiologisch analysiert worden. Man kann also durchaus behaupten, dass Belgien ein besonderes Interesse am Bauchgefühl seiner Bewohner hat.

Auch Polyamine – und hier vor allem Spermidin und Putrescin – gehören zu den Substanzen, die von der Darmflora gebildet werden können. Wobei dies vor allem im unteren Darmabschnitt geschieht, wo die Mikroorganismen besonders dicht beisammensitzen und arbeiten. Als besonders fleißige Spermidinproduzenten gelten die

Bakterienstämme der Bacteroides, Fusobacteria und anaeroben Kugelbakterien.[31] Was natürlich die Frage aufwirft, wie man diese Stämme stärken kann.

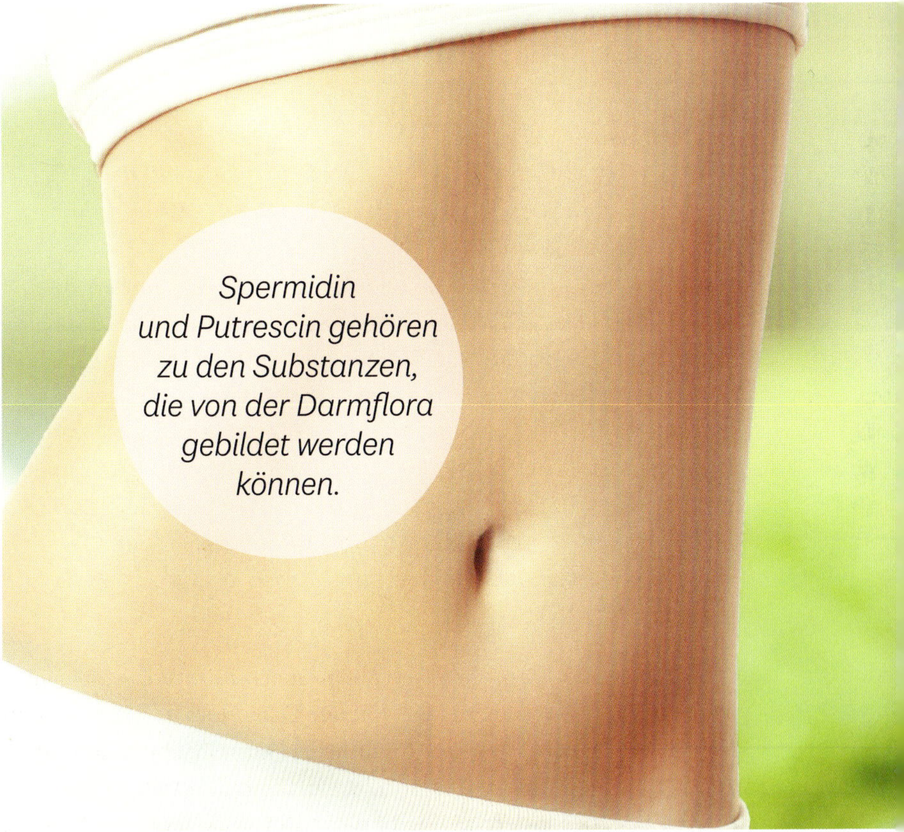

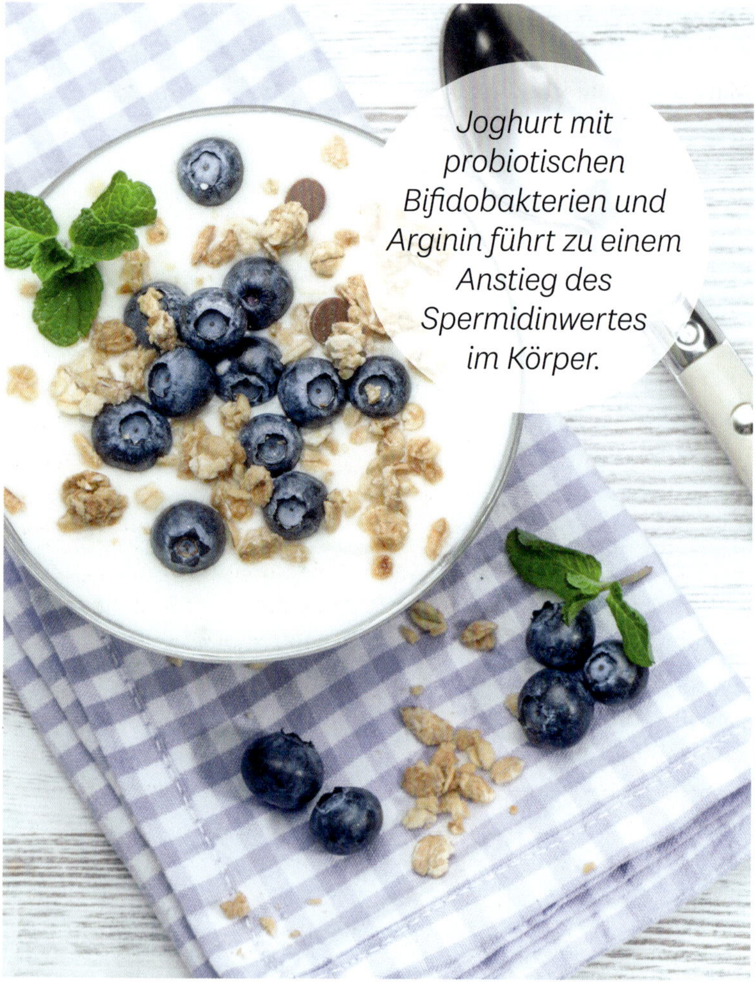
Joghurt mit probiotischen Bifidobakterien und Arginin führt zu einem Anstieg des Spermidinwertes im Körper.

Probiotisch zu mehr Spermidin

Man könnte auf die Idee kommen, sich einfach täglich eine oder auch zwei Portionen Joghurt oder auch einen probiotischen Drink aus dem Supermarkt zu gönnen, um die Darmflora zu unterstützen und dadurch für mehr Spermidin im Körper zu sorgen. Denn deren Bakterienkulturen gelten als effektive Unterstützer und Dirigenten ihrer Kollegen im Darm. Doch auch wenn dies vermutlich zur Gesundheit beiträgt – gerade Joghurt dürfte nicht viel zur Polyaminversorgung beisteuern. Er lässt sich nirgends finden, wenn man auf die Liste der spermidinreichen Nahrungsmittel schaut. Tatsächlich findet man sogar relativ geringe Polyaminmengen in dem Milchprodukt. Woraus folgt, dass seine Bakterienkulturen nicht gerade Spezialisten im Herstellen von Spermidin sind.

Nichtsdestoweniger bestehen Möglichkeiten, die Spermidinproduktion im Darm pro- oder präbiotisch anzukurbeln. Man sollte dabei aber auf die richtigen Kandidaten setzen und nicht wahllos irgendwelche Joghurtspeisen aus dem Supermarkt kaufen.

Japanische Forscher haben kürzlich herausgefunden, dass der Verzehr von Joghurt, der mit probiotischen Bifidobakterien und der Aminosäure Arginin angereichert wurde, zu einem deutlichen Anstieg des Spermidinwertes im Körper führt. Im Menschen mündet dies, so ein weiterer Befund der Forscher um den Mikrobiologen Mitsuharu Matsumoto, zu einem besseren Funktionieren der Blutgefäßwände. Sie werden deutlich elastischer, was bekanntlich das Risiko von Arteriosklerose, Infarkten und anderen Herz-Kreislauf-Erkrankungen senkt.[32]

Der spezielle Drink der japanischen Wissenschaftler wirkt dadurch, dass die Bifidostämme und das Arginin die Darmflora modulieren: Schädliche und potenziell krank machende Mikroorgansimen werden zurückgedrängt und nützliche, spermidinproduzierende werden gefördert. Man muss sich übrigens den arginin- und bifidoreichen Joghurt nicht aufwendig zusammenmischen. Die Bifidostämme sind mittlerweile in praktisch allen probiotischen Supermarkt-Drinks reichlich vertreten, und große Argininmengen findet man in Nüssen und Samen; vor allem Wal- und Erdnüsse sowie Mandeln und Kürbiskerne enthalten große Mengen dieser Aminosäure. Wer also täglich einen probiotischen Drink und dazu einen Esslöffel gehackter Mandeln und/oder Walnüsse verzehrt, ist spermidinmäßig auf der richtigen Spur. Aber auch Weizenkeime enthalten über 2 Gramm Arginin auf 100 Gramm und liefern ja selbst noch große Mengen an Spermidin. Da könnte man also zwei Fliegen – die körpereigene Spermidinproduktion einerseits und die Spermidinzufuhr von außen andererseits – mit einer Klappe schlagen.

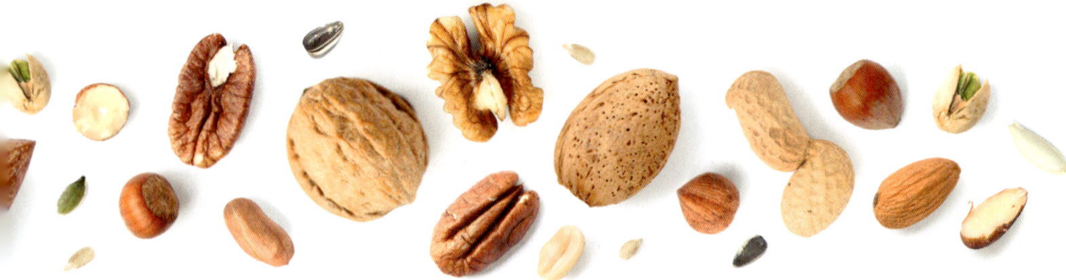

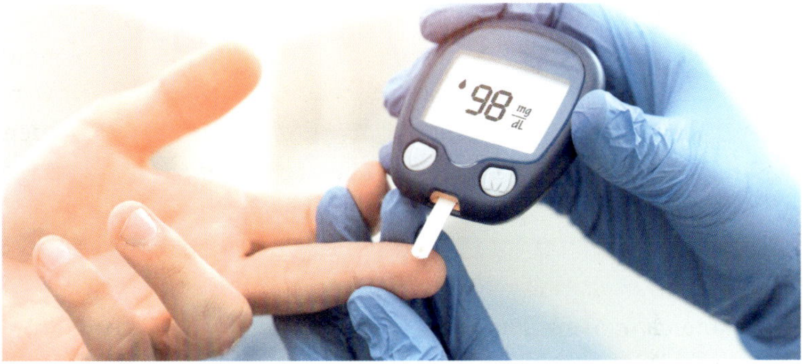

Cross-Talk gegen Diabetes und Übergewicht

Das Mikrobiom des Darms beeinflusst nicht nur die Spermidinwerte im Körper, sondern verursacht auch Effekte in die umgekehrte Richtung. Man bezeichnet solch eine wechselseitige Einflussnahme in den Biowissenschaften als Cross-Talk. So konnten chinesische Forscher kürzlich zeigen, dass eine spermidinreiche Ernährung in der Darmflora den Anteil von Lachnospiraceae erhöht.[33] Dieser Bakterienstamm produziert fleißig sogenannte Butyrate, also Salze der Buttersäure, die nicht nur vor Darmkrebs, sondern auch vor Übergewicht, Diabetes und Herz-Kreislauf-Erkrankungen schützen. Übergewichtige Mäuse verloren im Laborversuch deutlich an Gewicht, wenn man ihr Futter mit Spermidin anreicherte. Entsprechende Hinweise existieren auch für den Menschen.

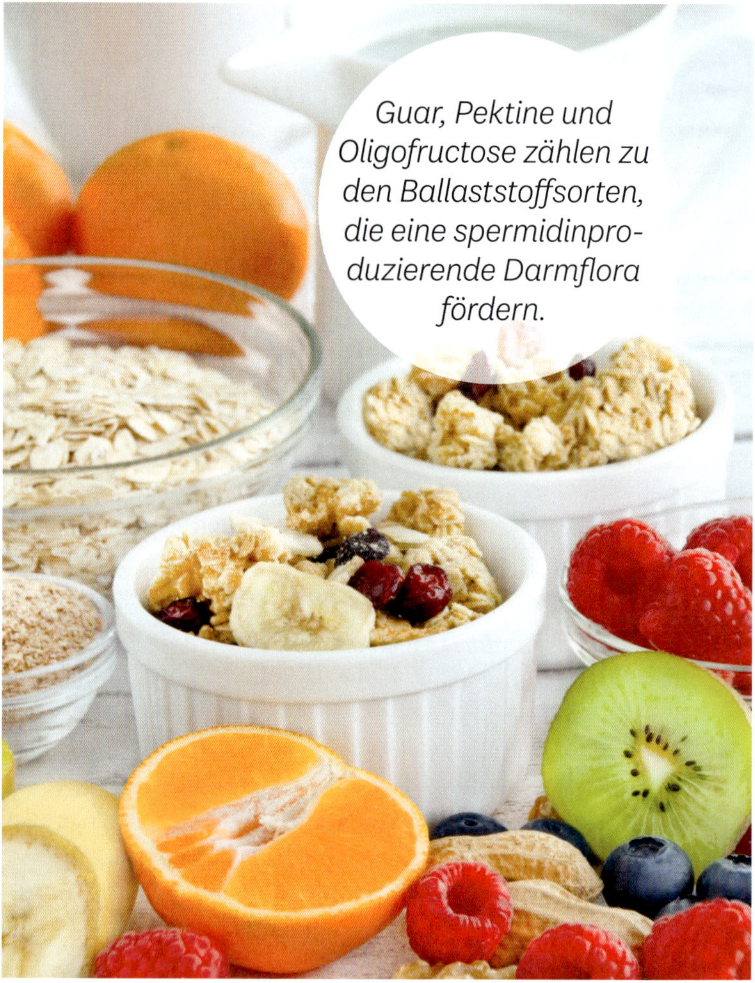
Guar, Pektine und Oligofructose zählen zu den Ballaststoffsorten, die eine spermidinproduzierende Darmflora fördern.

Präbiotisch zu mehr Spermidin

Anders als bei Probiotika handelt es sich bei den Präbiotika nicht um die Mikroorganismen selbst, sondern um Ballaststoffe, die zum Wachstum von gesundheitsfördernden Bakterien im Darm beitragen. Denn wie alle Lebewesen sind auch sie von der Zufuhr von Nährstoffen abhängig, und je mehr diese ihren Bedürfnissen entgegenkommt, umso besser gedeihen sie.

Eine spermidinproduzierende Darmflora wird laut Studienlage vor allem durch drei Sorten von Ballaststoffen gefördert: Guar, Pektine und Oligofructose.[34, 35, 36]

- **Guar** besteht aus wasserlöslichen Ballaststoffen, die nicht nur spermidinproduzierenden Bakterien als Nahrung dienen, sondern auch eine starke Wirkung auf unseren Fettstoffwechsel ausüben. So verkürzt es den Aufenthalt des Nahrungsbreis im Darm, dem dadurch weniger Zeit bleibt, Fette herauszuziehen und sie unserem Körper zuzuführen. Darüber hinaus hemmt es die Arbeit des Enzyms Lipase, das zu den wichtigen Gehilfen der Fettverdauung zählt. Auf diese Weise werden große Teile des Nahrungsfettes unverdaut durch den Darm geschleust. Wichtigster Lieferant von Guar ist das Guarkernmehl. Es wird aus den Samen der Guarbohne (*Cyamopsis tetragonoloba*) gewonnen, die heute vor allem in Indien und Pakistan angebaut wird. Als geschmacksneutrales und sehr effektives Verdickungsmittel wird das Mehl oft von der Lebensmittelindustrie eingesetzt, man kann es aber auch selbst zur Herstellung von Saucen, Konfitüren, Marmeladen und Cremes verwenden. Bei der Herstellung von Speiseeis verhindert es die Bildung von Eiskristallen und verleiht dem Eis eine zarte Cremigkeit. Beim Backen bekommt der Teig durch das Guarkernmehl mehr Volumen und eine lockere und luftige Struktur – und das völlig ohne das berüchtigte Klebereiweiß Gluten!

- **Pektine** übernehmen bei Pflanzen als Gerüstsubstanz zusammen mit Zellulose eine wichtige Stützfunktion, sind also unter anderem ein Teil der Zellwand und halten das Pflanzengewebe zusammen. Dabei schwankt der Pektingehalt in den Pflanzen, die höchsten Werte findet man in jungen Trieben, die noch nicht verholzt sind. Aber es kommt auch in Obst und Gemüse vor. Spitzenreiter sind Möhren, Äpfel, Hagebutten, Zitronenschale und Zuckerrüben, die deswegen auch oft von der Lebensmittelindustrie als Pektinquellen verarbeitet werden. Studien zeigen, dass gerade Pektine das Wachstum von spermidinproduzierenden Darmbakterien fördern. Darüber hinaus sorgen sie für eine Verdickung des Darminhaltes, der dadurch mehr Druck aufbauen und den Darm zügiger passieren kann. Auf diese Weise sinkt nicht nur das Verstopfungsrisiko, es gelangen auch weniger Fette aus dem Darm in den Körper.

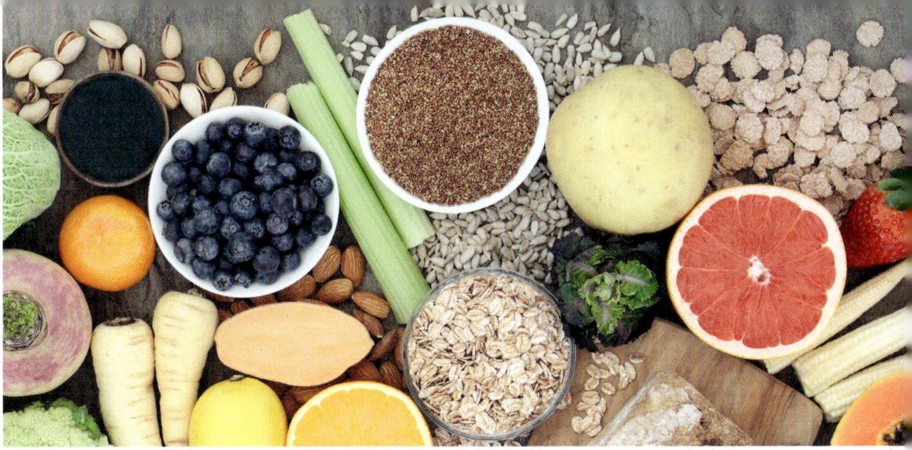

- **Oligofructose** ist ein Mehrfachzucker, der aus 2–10 nichtverdaulichen Kohlenhydratbausteinen besteht. Er wird im Darm zu kurzkettigen Fettsäuren, insbesondere Milchsäure und Essigsäure, umgewandelt. Als Präbiotikum wird Oligofructose diversen funktionellen Lebensmitteln (vor allem Joghurtprodukten) zugesetzt. Sie wird aber auch im Darm durch den Abbau von Inulin gewonnen. Man hat also prinzipiell zwei Möglichkeiten, um den Körper über die Ernährung mit Oligofructose zu versorgen. In der Praxis ist das allerdings unerheblich, da Inulin und Oligofructose in der Regel nicht isoliert, sondern kombiniert miteinander in Lebensmitteln vorkommen. Besonders ergiebige Quellen sind Zwiebeln, Artischocken, Topinambur, Schwarzwurzel, Spargel, Weizen, Hafer, Banane und Zichorie. Dort findet man die beiden Ballaststoffe teilweise in einer Menge von bis zu 20 Prozent.

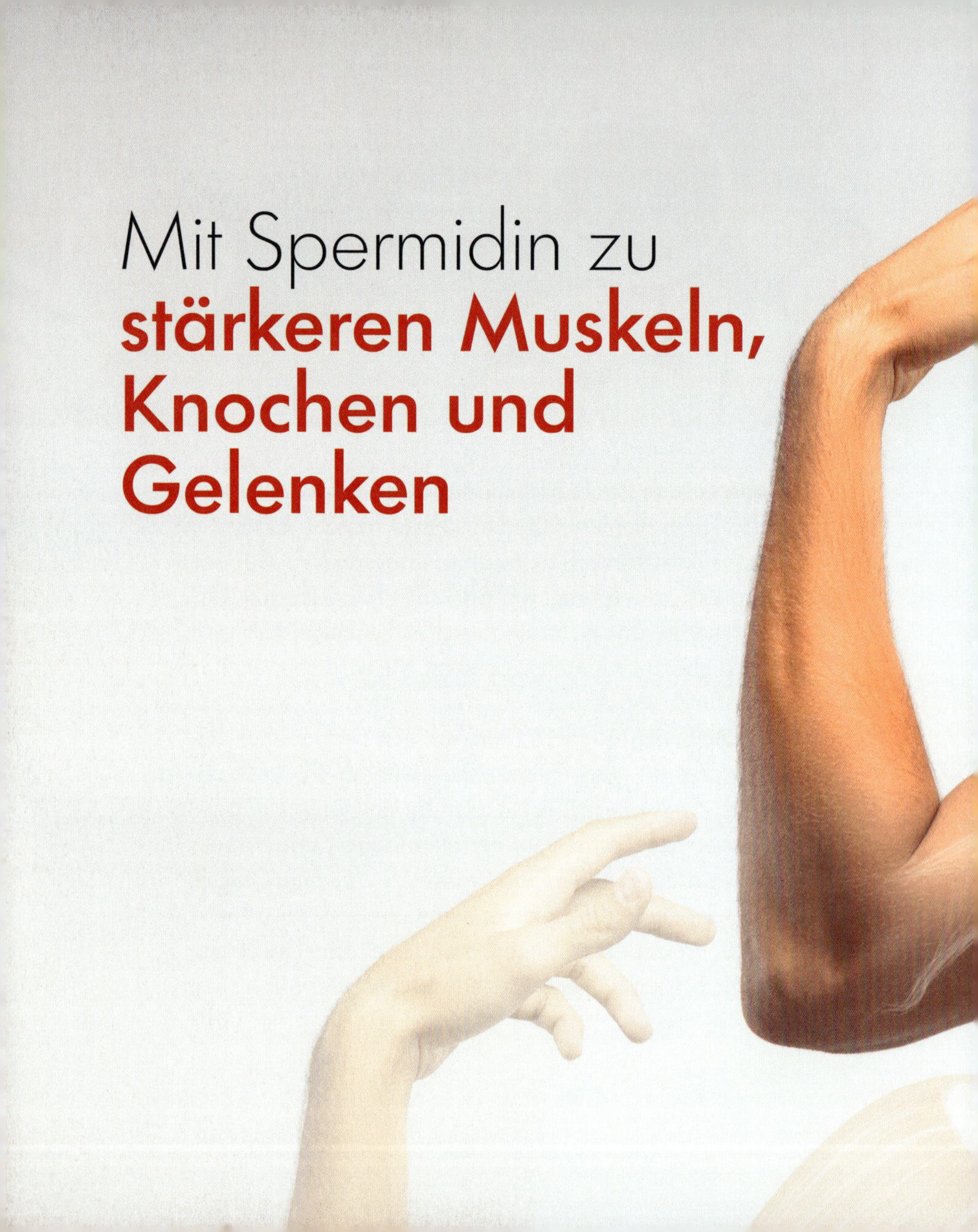

Mit Spermidin zu **stärkeren Muskeln, Knochen und Gelenken**

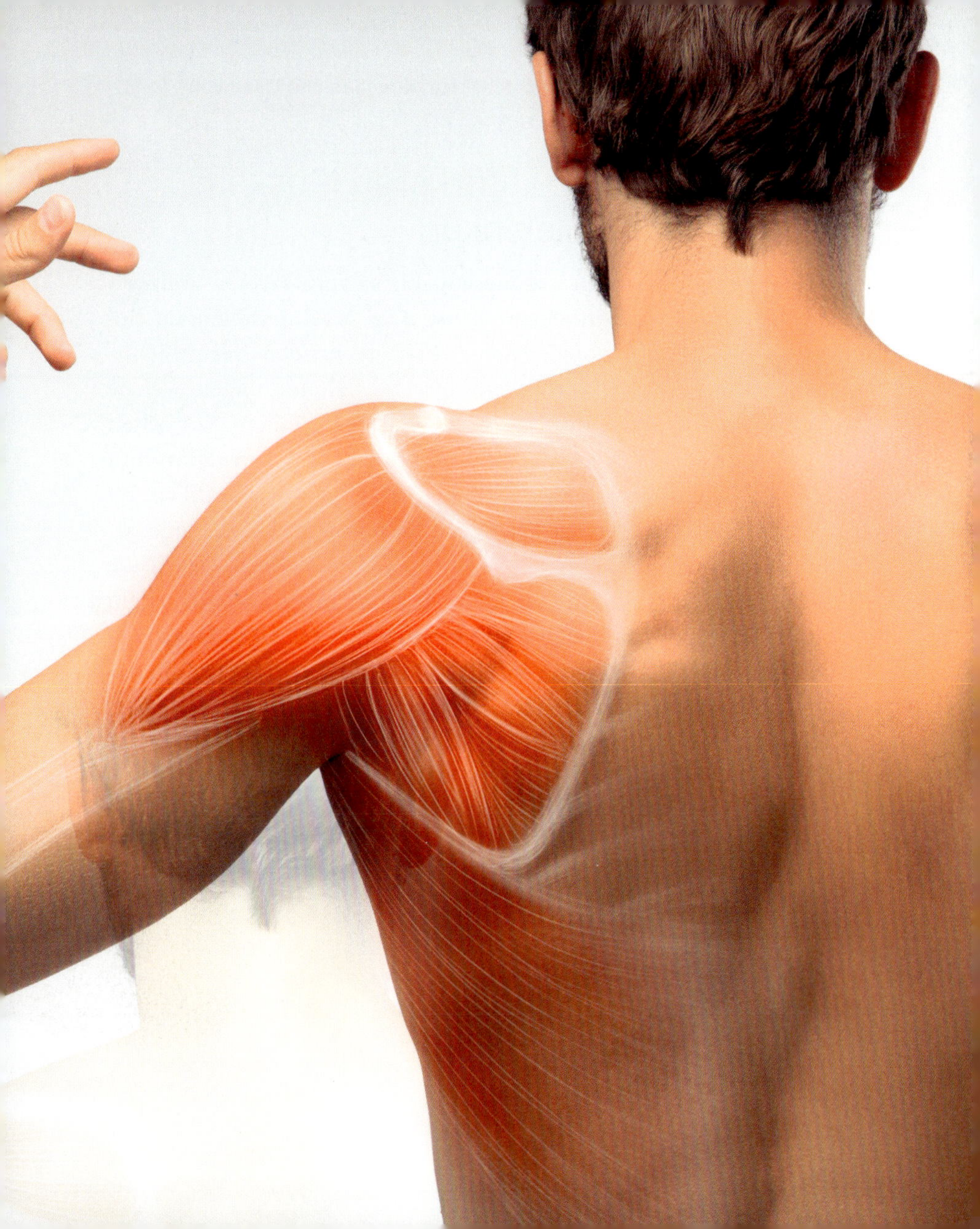

Mit Spermidin zu stärkeren Muskeln, Knochen und Gelenken

Erkrankungen des Bewegungsapparates verursachen weltweit am häufigsten Gesundheitsprobleme. Die dabei auftretenden Beschwerden reichen von leichten, vorübergehenden Beeinträchtigungen bis hin zu schweren, chronischen Behinderungen, welche schließlich zur vorzeitigen Berentung führen können. Nur selten sind sie lebensbedrohlich, doch sie können den Aktionsradius und damit die Lebensqualität der Betroffenen massiv einschränken. Zu den besonders relevanten Krankheitsbildern in dieser Gruppe gehören der Rückenschmerz, die Arthrose, die Osteoporose sowie die rheumatoide Arthritis. Keine dieser Erkrankungen lässt sich allein durch Spermidin aufhalten – und heilen schon gar nicht. Dazu sind sie zu komplex. Aber es ist wirklich interessant, wie Spermidin dabei helfen kann, den aktiven (muskulär) und passiven (Gelenke, Knochen) Bewegungsapparat zu stabilisieren.

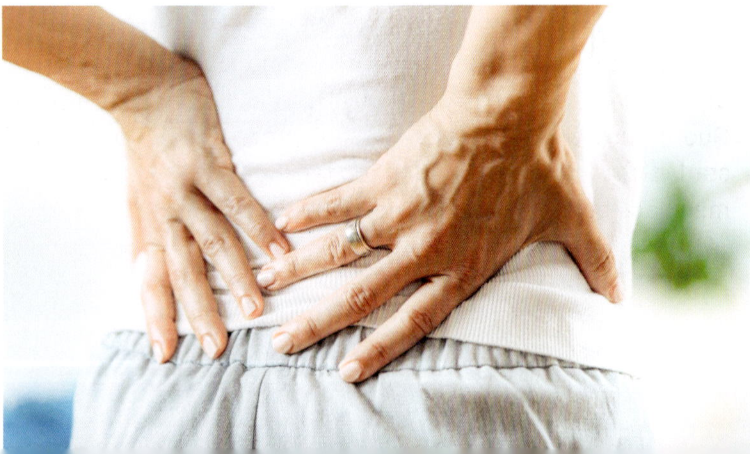

Volksleiden »Aua«

Schmerzen am Bewegungsapparat plagen uns mehr denn je. Laut Robert Koch-Institut berichten 29 Prozent der Frauen und 24 Prozent der Männer hierzulande von akuten Schmerzen an den Gelenken. Fast jeder fünfte Erwachsene leidet unter Arthrose. Bei den Frauen über 65 ist es sogar jede zweite, und in dieser Altersgruppe findet man auch bei jeder vierten die Osteoporose (Knochenschwund). Früher waren die Zahlen nicht annähernd so hoch, da knirschte es – obwohl körperlich härter gearbeitet wurde – deutlich weniger im menschlichen Skelett. So werden derzeit allein in den Krankenhäusern von Nordrhein-Westfalen pro Jahr über 14 000 Patienten mit Osteoporose behandelt. Das sind ungefähr 22 Prozent mehr als ein Jahrzehnt zuvor.

An der Harvard University in Cambridge hat man Hunderte menschlicher Skelette aus der Gegenwart mit denen aus prähistorischen Zeiten und der frühindustriellen Ära des 19. Jahrhunderts verglichen. Die US-Forscher fanden in 16 Prozent der jüngeren Stichproben eine Kniearthrose, doch bei den prähistorischen und frühindustriellen Knochen lag die Quote nur bei 8 beziehungsweise 6 Prozent. »Das zeigt, wie stark diese Erkrankung in den letzten Jahrzehnten zugenommen hat«, betont Studienleiter Ian Wallace.

Spermidin hemmt den Knochenabbau

Knochen wirken hart, starr und irgendwie tot. Doch tatsächlich handelt es sich bei ihnen um ein höchst lebendiges und komplexes Gebilde. Zeitlebens wird unser Skelett ständig umgebaut und an die wechselnden Anforderungen des täglichen Lebens angepasst. Ist der Aufbau der individuell unterschiedlichen Grundknochenmasse erst einmal abgeschlossen, werden pro Jahr immerhin an die 5–10 Prozent des gesamten Knochens erneuert! Dabei wird dauernd alter Knochen abgebaut und durch neuen ersetzt. Das heißt, dass sich bei uns alle 10–15 Jahre ein komplett neues Skelett aufbaut, und sich dieser Vorgang bis ins hohe Alter fortsetzt.

Zwei verschiedene Zelltypen steuern diesen lebenslangen Prozess, der auch als »Remodeling« bezeichnet wird: Die Osteoklasten (»Knochenfresser«) bauen alten Knochen ab, während Osteoblasten (die »Knochenbildner«) die abgebaute Substanz wieder durch eine neue ersetzen. Sie sind normalerweise im Gleichgewicht, sodass am Ende genauso viel Knochen aufgebaut wird, wie vorher abgebaut wurde. Doch mit zunehmendem Alter kann diese Balance gerade bei Frauen oftmals nicht mehr aufrechterhalten werden. Mit Beginn der Wechseljahre bildet ihr Körper immer weniger Östrogene, die normalerweise als eine Art Bremse für die Osteoklasten, also die knochenabbauenden Zellen, wirken. In der Folge kommt es zur Osteoporose, dem Abbau von Knochensubstanz.

Eine Prävention und auch Behandlung dieser Erkrankung besteht nun sinnvollerweise darin, die Bremse für die Knochenfresser wieder zu aktivieren. Vielen älteren Frauen werden daher

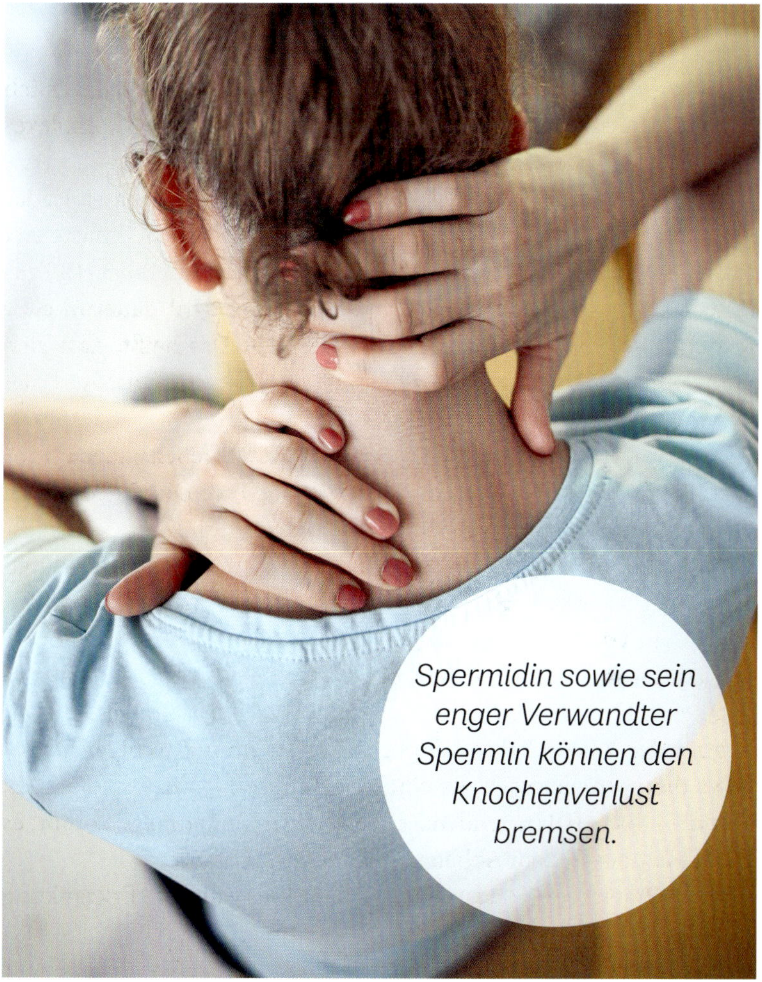
Spermidin sowie sein enger Verwandter Spermin können den Knochenverlust bremsen.

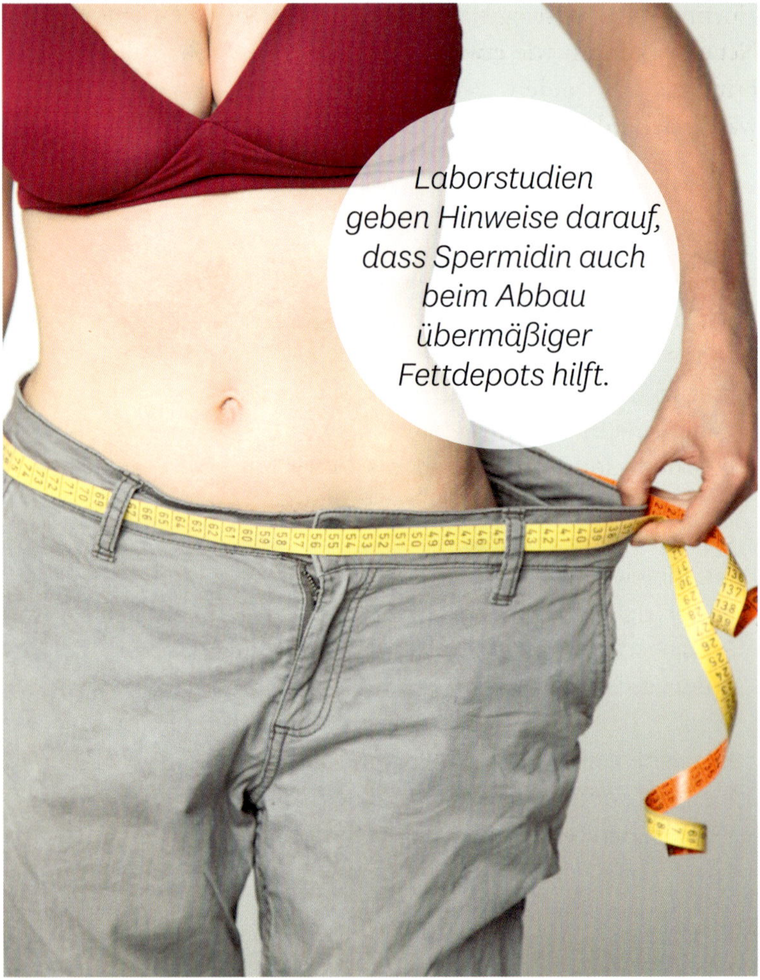
Laborstudien geben Hinweise darauf, dass Spermidin auch beim Abbau übermäßiger Fettdepots hilft.

Hormon- bzw. Östrogenpräparate verschrieben, die jedoch viele Nebenwirkungen wie etwa ein erhöhtes Brustkrebsrisiko mit sich bringen. Eine andere, weitaus unproblematischere Möglichkeit wäre: Spermidin.

Abspecken mit Spermidin

Mehrere Laborstudien geben Hinweise darauf, dass Spermidin auch beim Abbau übermäßiger Fettdepots hilft.[37] Dies würde natürlich zur Entlastung der Gelenke beitragen. Als mögliche Erklärung für den Effekt wird diskutiert, dass Spermidin einerseits den Aufbau von neuem weißem Fettgewebe blockiert und andererseits die Fettverbrennung ankurbelt. Das Fett wird gewissermaßen von zwei Seiten in die Zange genommen.

Übergewichtige Mäuse konnten durch spermidinreiches Futter deutlich abspecken. Bisher gibt es allerdings keine Studien, die das auch für den Menschen belegen. Aber einen Spermidinversuch kann man ja – zumal er kaum Risiken birgt – durchaus unternehmen, wenn man überschüssige Kilos abbauen will. 1–1,5 Milligramm täglich als Nahrungssupplement sollten reichen, allerdings sollte man sich für den Versuch mindestens 2 Monate Zeit geben.

Ein japanisches Forscherteam konnte nachweisen, dass Spermidin sowie sein enger Verwandter Spermin den Knochenverlust brem-

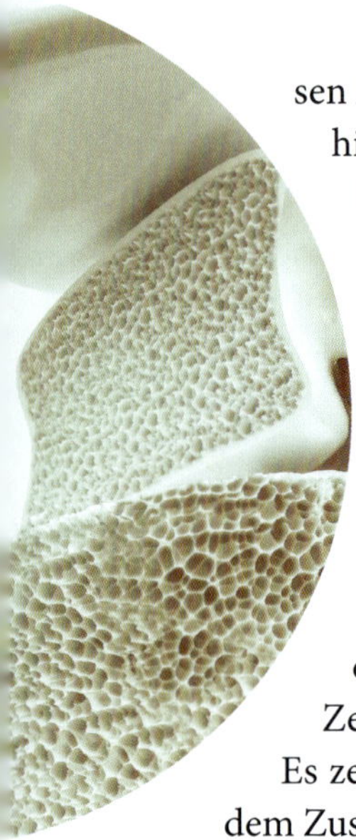

sen können, indem sie die Osteoklasten am Erwachsenwerden hindern.[38] Für ihre Laborstudie hatten die Forscher ihren Labormäusen zunächst die Eierstöcke entfernt, um bei ihnen den östrogenarmen Zustand nach den Wechseljahren zu simulieren. Normalerweise führt diese Operation bei den Tieren binnen weniger Tage zu einem drastischen Knochenschwund. Doch in den Labors der Kanazawa University – sie liegt an der Westküste der japanischen Hauptinsel Honshū – verabreichte man ihnen ein mit Spermidin oder Spermin angereichertes Wasser, um am Ende des Versuchs (nach 28 Tagen) zu schauen, wie sich diese Supplementierung auf die Knochenmasse und die Zellentwicklung in den Knochen auswirkte.

Es zeigte sich, dass die Knochenmasse der Tiere annähernd in dem Zustand geblieben war, in dem sie sich vor der Entfernung der Eierstöcke befunden hatte. Die Untersuchung der Zellverteilung ergab, dass die Zahl der Osteoblasten gleich geblieben war, also nicht zugenommen hatte. Spermidin und Spermin hatten also keinen sichtbaren Einfluss auf die Bildung neuer Knochensubstanz. Doch dafür wurde durch sie der Knochenabbau abgebremst, und zwar indem die Ausreifung und Ausdifferenzierung der Osteoklasten verhindert wurde. Mit anderen Worten: Sie waren zwar prinzipiell angelegt, aber die beiden Polyamine hatten verhindert, dass aus ihnen erwachsene und funktionsfähige »Knochenfresser« wurden.

Für Studienleiterin Tomomi Yamamoto steht daher fest, dass Spermidin und Spermin »eine Option in der Prävention und Behandlung knochenabbauender Erkrankungen wie etwa der

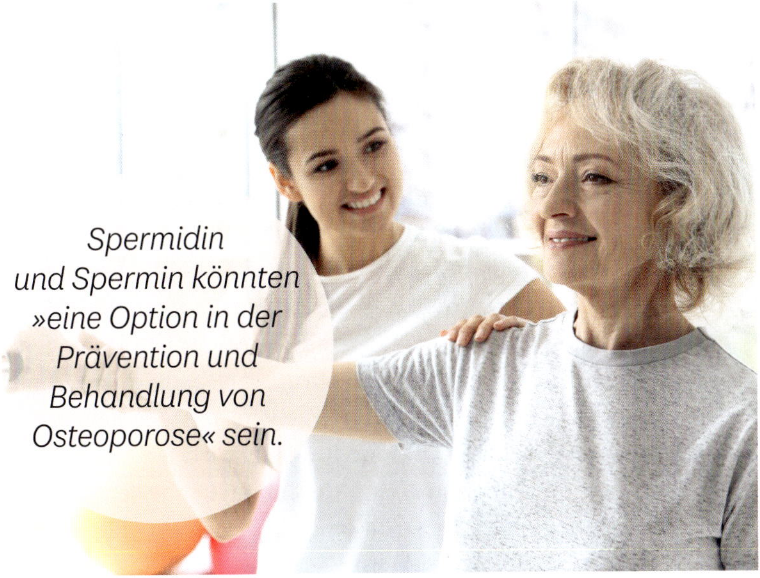

Osteoporose« sein könnten. Wobei sie natürlich eingesteht, dass es vom Wirkungsnachweis an Mäusen schon ein weiter Weg ist bis zur Entwicklung von Medikamenten für den Menschen. Aber letztendlich müssen ja auch keine Arzneimittel dabei herauskommen. Was hindert Frauen während der Wechseljahre daran, Nattō, Kimchi und andere spermidinreiche Nahrungsmittel in ihren Speiseplan zu integrieren? Weniger Nebenwirkungen als die Einnahme von Hormonpräparaten hat das allemal; und ob Letztere wirklich mehr zur Knochenstabilität beitragen, ist in dem Moment, in dem man mit ihrer Einnahme beginnt, auch nicht sicher.

Arthrose: Spermidin hemmt den Knorpelabbau

Arthrose ist die weltweit häufigste Gelenkerkrankung, die eine zentrale Struktur im Gelenk betrifft: den Knorpel. Er bildet die Schutzschicht zwischen den beiden Knochenenden in einem Gelenk, damit diese nicht direkt aneinanderreiben. Außerdem dient er als eine Art Stoßdämpfer, der die Belastung gleichmäßig auf das Gelenk verteilt. All das kann dann nicht mehr einwandfrei funktionieren, wenn es infolge von Arthrose zu einem Knorpelschwund kommt.

Praktisch alle Gelenke können betroffen sein, am häufigsten trifft es jedoch das Kniegelenk. Im fortgeschrittenen Stadium kommt es zu Steifheit und Schmerzen in den Gelenken, mit der Folge, dass die Patienten diese schonen. Dadurch entsteht jedoch ein Teufelskreis: Der Knorpel wird schlechter durchblutet und verliert weiter an seiner Schutzfunktion. Außerdem kann die Schonhaltung andere Gelenke ungünstig belasten.

Das Krankheitsgeschehen bei der Arthrose ist komplex und im Detail nach wie vor ungeklärt. Klar ist aber, dass die knorpelbildenden Zellen, also die Chondrozyten, nur noch schwach tragende oder gar keine Knorpel mehr bilden und sogar knorpelabbauende Enzyme ausschütten. In der Folge wird die Knorpeloberfläche rauer und dünner und bekommt Risse. Am Ende ist sie praktisch nicht mehr vorhanden – und die Gelenkenden reiben direkt aneinander.

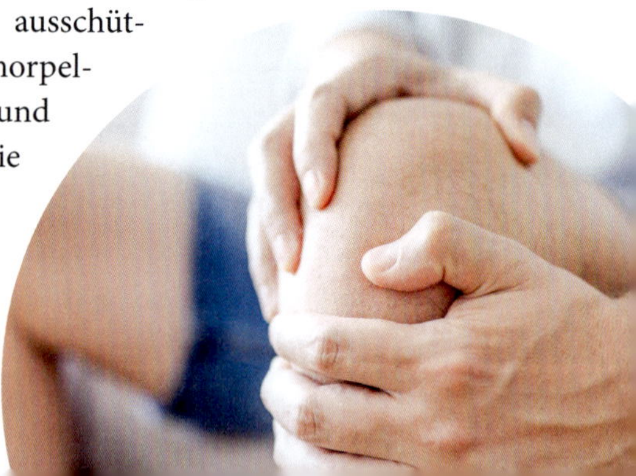

Der Axolotl-Trick

Der Salamander kann es, Meereswürmer, Flösselhechte und afrikanische Stachelmäuse auch: Bei ihnen allen wachsen Organe im Falle ihres Verschwindens einfach nach. Doch kann der Mensch das auch? Wissenschaftler aus Schweden und den USA haben nun ermittelt: er kann. Und zwar ausgerechnet bei einem Organ, das bislang im Falle eines Schadens als irreparabel galt: dem Gelenkknorpel. Dort fand nämlich das Forscherteam um Virginia Kraus von der Duke University in North Carolina genau jene Micro-RNA, die man schon einige Jahre zuvor beim Axolotl entdeckt hatte, als er gerade eine verloren gegangene Extremität nachwachsen ließ.[39]

Die höchsten Werte fand man in den Fußgelenken, während in den Knie- und erst recht in den Hüftgelenken nur relativ wenig Reparatur-RNA nachweisbar war. Und diese Unterschiede haben offenbar einen großen Einfluss auf den Zustand des Knorpels. Der offenbarte sich nämlich in der Strukturanalyse als besonders alt und spröde in der Hüfte, während er im Fußknöchel geradezu glatt und jugendlich wirkte. »Dies passt zu der klinischen Beobachtung, dass Schäden am Knie- und speziell am Hüftgelenk deutlich langsamer abheilen und öfter in einer entzündlichen Arthritis ausmünden«, erläutert Kraus. Im Fußknöchel geschehe das hingegen nur selten, und dort komme es auch nicht so oft zu einer Arthrose.

Die Rheumatologin will nun untersuchen, inwieweit man die Micro-RNA einem Gelenk injizieren und dadurch dessen Knorpelregeneration anregen kann. Was zweifelsohne neue Perspektiven in der Behandlung von Arthrose eröffnen würde. Doch es dürfte noch einige Jahre dauern, bis dazu brauchbare Studienergebnisse vorliegen. Was jetzt schon da ist: Die Erkenntnis, dass der Knorpel regenerationsfähiger ist, als man bisher annahm, und man möglicherweise länger mit der aufwendigen Installation eines künstlichen Gelenks – allein in Deutschland werden jährlich rund 200 000 künstliche Hüftgelenke eingesetzt – warten kann, als es derzeit üblich ist.

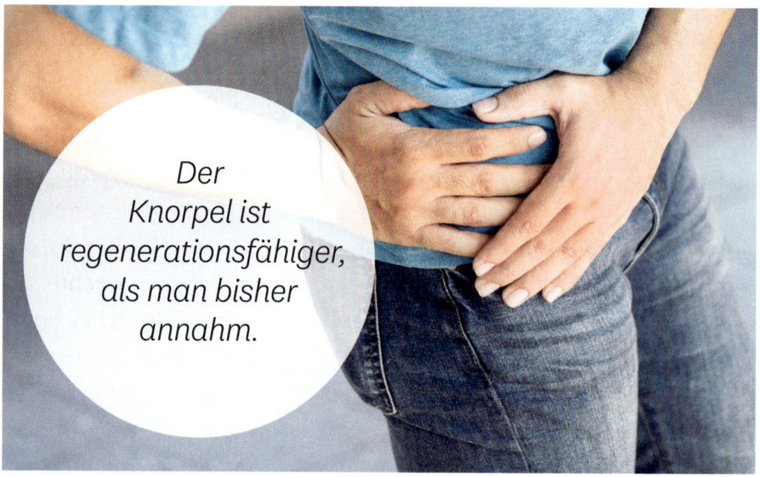

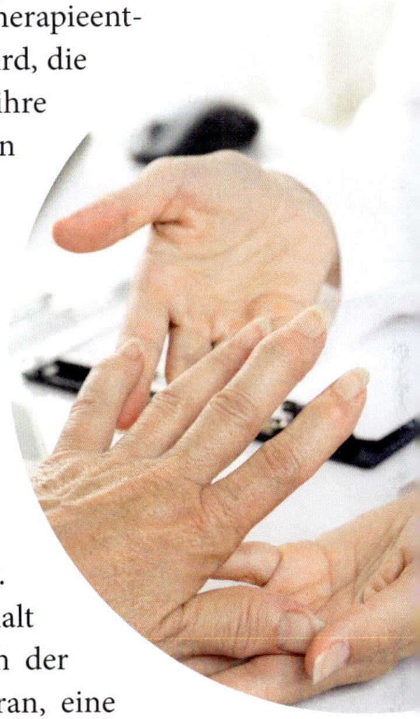

Es liegt auf der Hand, dass weltweit bei der Therapieentwicklung von Arthrose auch daran gearbeitet wird, die Chondrozyten wieder daran zu erinnern, was ihre eigentliche Aufgabe ist: nämlich die Produktion von funktionsfähigem und dichtem Knorpelmaterial. Dabei fällt der Blick auch auf Spermidin.

Ein Forscherteam der Oxford University fand heraus, dass mit zunehmendem Alter gerade in den Chondrozyten eine stark abnehmende Autophagie zu beobachten ist. Dieser fehlende Selbstreinigungsprozess könnte laut Studienleiter James Edwards erklären, weswegen Arthrose zu den typischen degenerativen Erkrankungen des Alters zählt. »Doch was wäre, wenn man den Spermidingehalt im Gelenk erhöhen würde?« Also machte sich der englische Rheumatologe mit seinem Team daran, eine Antwort auf diese Frage zu finden.[40]

Knorpelgewebe, das aus den Hüft- und Kniegelenken von operierten Arthrosepatienten stammte, wurde in einer Spermidinlösung gebadet – mit dem Ergebnis, dass die Autophagie in den Chondrozyten wie auf Knopfdruck zu neuem Leben erwachte. Bei den Gelenken von alternden Mäusen konnte man Ähnliches beobachten. Und das Bemerkenswerte war: Beide Zelltypen, also die von den Menschen und die von den Mäusen, produzierten wieder fleißig Knorpelmasse. Spermidin hatte also nicht nur die Autophagie in den Chondrozyten wiedererweckt, sondern sie auch erfolgreich daran erinnert, worin ihre Kernkompetenz besteht: In der Herstellung von dichtem und funktionsfähigem Knorpelgewebe, das die Knochenenden im Gelenk vor dem Abrieb schützt.

Ein Forscherteam der Sun-Yat-sen-Universität im chinesischen Guangzhou bestätigte kürzlich den Gelenkschutz durch Spermidin.[41] Man fand dort aber auch noch einen weiteren Faktor, der zu dem Effekt beiträgt: die Entzündungshemmung. »Spermidin hemmt den Entzündungsfaktor TNF-alpha, der bei Arthrose eine zentrale Rolle spielt«, erklärt Studienleiter Zhong Chen. TNF-alpha-Hemmer gelten seit einigen Jahren als große Hoffnungsträger im Kampf gegen Arthrose. Sie haben aber auch Infektionen, Fieber und starkes Hautjucken als mögliche Nebenwirkungen im Gepäck, gelegentlich kommt es sogar zu Blutarmut sowie schweren Pilzinfektionen und Entzündungen der mittleren Augenhaut (Uveitis). Solche Probleme sind mit Spermidin nicht zu erwarten. Sein entzündungshemmender Effekt ist vielmehr schon ein deutlicher Hinweis darauf, dass es auch bei einem Pendant und häufigen Vorläufer der Arthrose wirkt: der Arthritis.

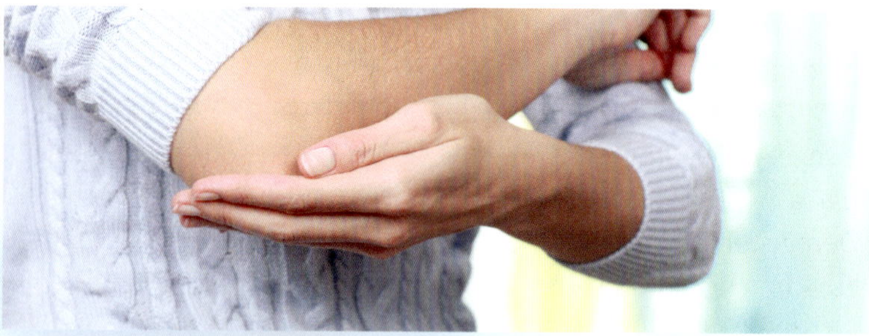

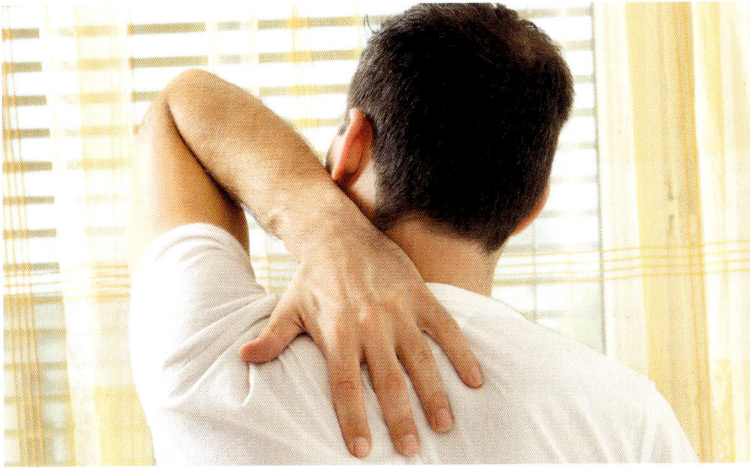

Arthrose & Arthritis: Was ist der Unterschied?

Sowohl Arthritis als auch Arthrose gehen mit schmerzenden Gelenken einher. Doch beide haben unterschiedliche Ursachen: Die Arthritis wird in erster Linie durch bakterielle Infektionen und eine Autoimmunreaktion hervorgerufen, Arthrose hingegen entsteht durch Gelenkverschleiß.

Außerdem zeigt die Arthritis in der Regel stärkere Entzündungserscheinungen, die Gelenke schwellen spür- und sichtbar an und können auch im Ruhezustand heftig schmerzen. Demgegenüber nehmen die Beschwerden der Arthrose eher zu, wenn der Patient aus der Ruhe in die Bewegung wechselt.

Arthritis: Mit Spermidin gegen die »Samariterkrankheit«

Die Arthritis gehört zu den sogenannten Autoimmunkrankheiten, bei denen sich der Körper buchstäblich gegen sich selbst wendet. Das Immunsystem verliert die Orientierung und richtet sich zerstörerisch gegen die körpereigenen gesunden Zellen der Gelenkinnenhaut, was dort zu schmerzhaften Entzündungen und Wucherungen führt. Als Ursachen dafür werden Erbanlagen, Infektionen, Ernährungsfehler, aber auch psychische Einflüsse vermutet. Arthritiker gelten in der Psychosomatik als »unbeugsame Samariter«, mit »stereotypisch weiblichem« Charakterprofil. In der Regel haben sie Probleme, ihre Aggressionen zu artikulieren: Sie lassen ihre Wut nicht raus, sondern richten sie gegen sich selbst. Gegenüber ihren Mitmenschen verhalten sie sich nur selten aufbrausend und direkt, sondern schüchtern, aufopfernd und zum Teil regelrecht unterwürfig.

Für die Therapie sind derartige Charakterisierungen der Arthritikerpersönlichkeit von zweitrangiger Bedeutung. Wenn die Krankheit erst einmal aufflammt, ist es meistens zu spät, um sich noch auf eine langwierige Veränderung problematischer Charaktereigenschaften einzulassen. Hier sollte man sich vielmehr dem biologischen Kernprozess widmen, und das ist die Autoimmunreaktion an den Gelenken.

An der Shanghai Jiao Tong University School of Medicine beschäftigt man sich schon länger mit diesem Thema, und dabei fiel der Blick auch auf Spermidin. »Wir wissen schon seit geraumer Zeit, dass Polyamine den Pegel von bestimmten Entzündungsbo-

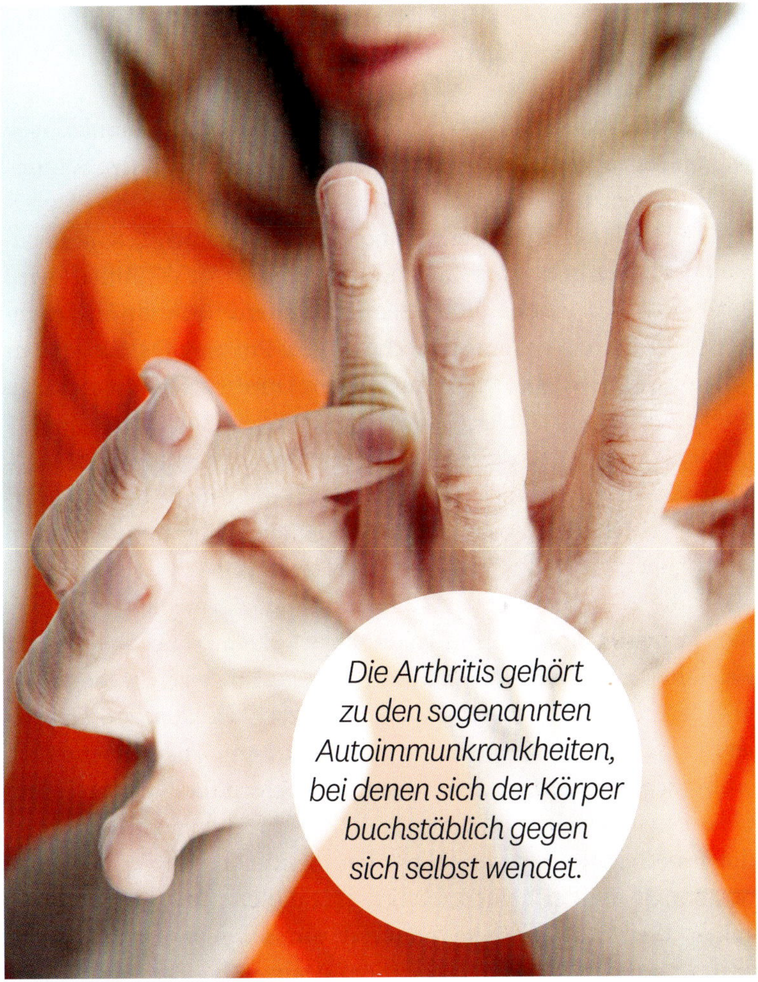
Die Arthritis gehört
zu den sogenannten
Autoimmunkrankheiten,
bei denen sich der Körper
buchstäblich gegen
sich selbst wendet.

tenstoffen senken«, erklärt Universitätsprofessor Nan Shen, »aber Spermidin schien in dieser Hinsicht noch einmal besondere Perspektiven zu haben«.

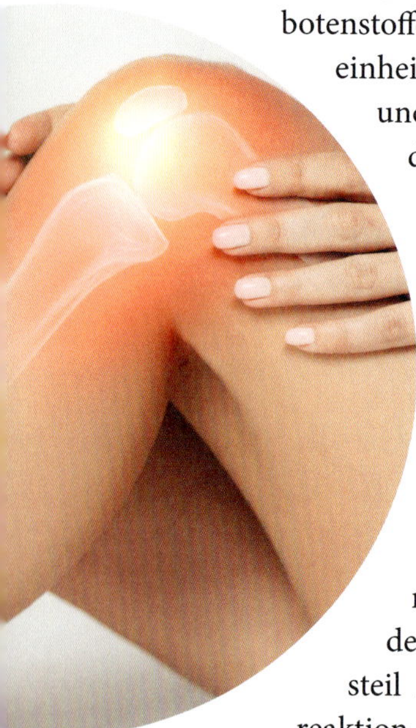

Kürzlich fand das Team des chinesischen Rheumatologen heraus, dass Spermidin die Werte von gleich drei Entzündungsbotenstoffen – TNF-alpha, Interleukin-6 und eine Untereinheit der beiden Interleukine 12 und 23 – absenkt, und zwar um 61–72 Prozent.[42] Vermittelt wird dieser Effekt dadurch, dass Spermidin das sogenannte Forkhead-Box-Protein O3, abgekürzt FOXO3, aus seinem Dornröschenschlaf weckt. Diese Substanz entscheidet wesentlich über die Treffsicherheit des Immunapparats, ob er also wirklich gezielt die Feinde unseres Körpers attackiert oder auch körpereigene Zellen angreift, nur weil sie ähnlich aussehen wie die Feinde. »Bei Autoimmunerkrankungen funktioniert das FOXO3-System in der Regel nicht richtig«, erklärt Shen. Dadurch gehen die Werte der bereits genannten Entzündungsbotenstoffe steil nach oben – und es kommt zur Autoimmunreaktion. Spermidin bringt jedoch dieses System wieder auf Vordermann, indem es FOXO3 aufweckt, zudem bekommt die Immunabwehr dadurch wieder mehr Durchblick, wer oder was schädlich oder nicht schädlich für den Körper ist. In der Folge gehen die autoimmunen Attacken auf körpereigenes Gewebe zurück und damit auch die damit einhergehenden Entzündungen.

»Ein Fein-Tuning des Spermidinlevels kann zu einer deutlichen Besserung autoimmuner Symptome führen«, betont Shen. Also beispielsweise zum Schmerzrückgang bei Arthritis. Mit Fein-Tuning ist aber auch schon ausgedrückt, dass man dabei eben nicht mit der Holzhammermethode arbeiten sollte. Einige Forscher haben Spermidin direkt in die Gelenke ihrer arthritischen Versuchstiere injiziert – und dabei sogar Erfolge erzielt, die Gelenkknorpel erholten sich und die Entzündungen gingen zurück. Auf die Nebenwirkungen hat man aber dabei nicht so geschaut, es ging erst einmal darum, den Therapieeffekt von Spermidin nachzuweisen. Es sollte daher niemand auf die Idee kommen, sich Spermidin in seine kranken Gelenke zu spritzen, solange nicht das Risiko dieser Aktion am Menschen abgeklärt ist.

Achtung, Softdrinks!

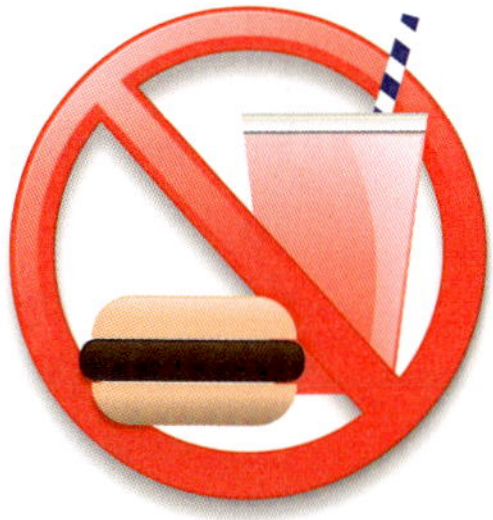

Die Wahrscheinlichkeit für eine Arthritis erhöht sich, wie man am Brigham and Women's Hospital in Boston ermittelte, um das 1,7-Fache, wenn mehr als ein Softdrink pro Tag konsumiert wird. Als Erklärung vermuten die US-Forscher, dass der in ihnen enthaltene Zucker die Anfälligkeit für bakterielle Zahnfleischentzündungen erhöht, die das Immunsystem nachhaltig und organübergreifend in einen Zustand der Hyperaktivität versetzen und dadurch Autoimmunerkrankungen wie Arthritis anstoßen können.

Muskelaufbau: Mehr Kraft mit Spermidin

Eigentlich funktioniert Muskelaufbau nach einer sehr simplen Logik: Man trainiert, betätigt sich körperlich über eine bestimmte Mindestbelastung hinaus und die Muskeln legen an Masse zu. Mit zunehmendem Alter klappt das zwar nicht mehr so gut, aber regelmäßiger Sport kann dann immer noch dazu beitragen, den altersbedingten Muskelabbau zu verlangsamen. Wenn man ihn intensiv genug betreibt, kann man sogar in einem Alter von 70 oder 80 Jahren noch ein wenig Muskelmasse aufbauen.

Diese bestechende Logik bedeutet, dass wir nur genug trainieren müssen, um die Muskeln wachsen zu lassen. Doch manchmal gelingt uns das im Trubel des Alltags leider nicht so richtig. Ganz zu schweigen davon, dass auch viele Krankheiten unseren Bewegungseifer zum Erliegen bringen können. Kann dann – abgesehen von den riskanten anabolen Steroiden, die im Leistungssport als Doping eingesetzt werden – der Verzehr irgendeiner Substanz dazu beitragen, dass Muskeln wachsen oder zumindest ihr Abbau verzögert wird? Mit Spermidin gibt es in dieser Hinsicht zumindest eine interessante Option.

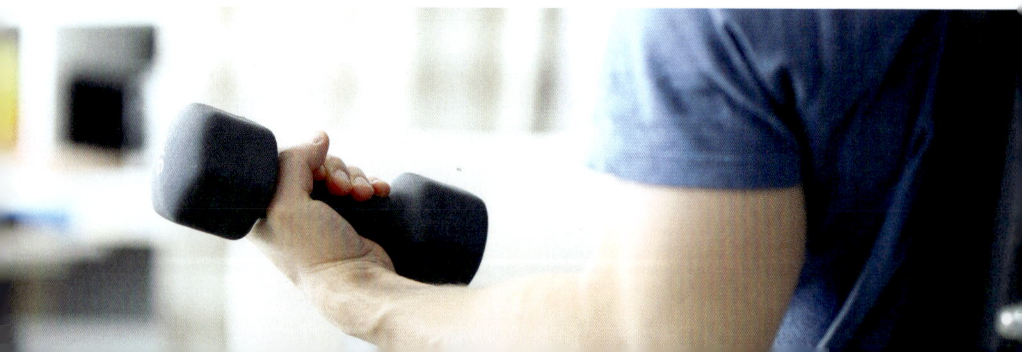

Auch Muskeln haben ein Gedächtnis

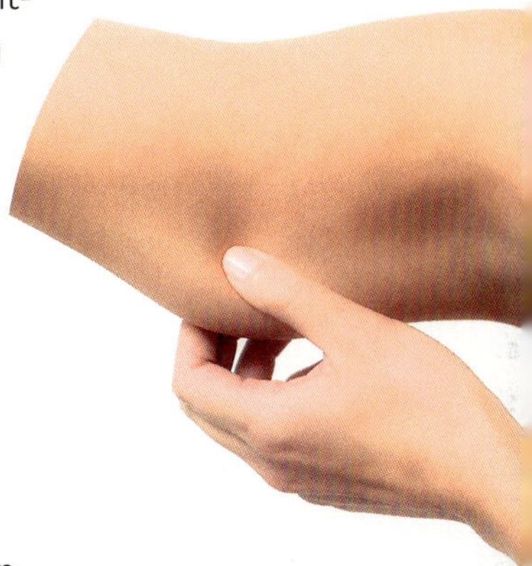

Gerade hatte man sich etwas Muskelmasse aufgebaut – dann kamen die Lockdowns! Die Fitness- und Kraftstudios waren geschlossen und in den Sporthallen ging auch nichts mehr. Wer schafft es schon, sich zu Hause mit ein paar Hanteln zu beschäftigen, anstatt sich auf dem Sofa zu fläzen? Nicht wenige Menschen schauten in dieser Zeit auf ihren Bauch, ihr Gesäß und ihre Arme – und dachten dabei wehmütig an jene Zeiten zurück, als dort noch Muskelspannung herrschte. Doch glücklicherweise erinnern sich auch die Muskeln daran – und dadurch braucht es nicht viel, um sie wieder in ihren Ausgangszustand zu bringen.

»Muskeln, die eine Trainingsgeschichte haben, erhalten sich die Sensitivität für dieses Training, auch wenn sie längere Zeit inaktiv sind«, erklärt Marcus Moberg von der Swedish School of Sport and Health Sciences in Stockholm. »Sportwissenschaftler nennen das *Muscle Memory.*« Es ist wie beim Radfahren: Wer es einmal kann, der verlernt es nicht mehr. Und so ist es auch beim trainierten Muskel: Er hat diesen Zustand eingespeichert, selbst wenn er mal für längere Zeit nicht trainieren konnte.

Aus diesem Grund dürfen wir nach einem Lockdown hoffen, dass unsere Muskeln zügig wieder zum Ausgangszustand zurückkehren. Vorausgesetzt, sie waren vorher gut im Training. Und ebenso vorausgesetzt, dass man nach dem Lockdown auch wieder damit beginnt. Wobei man dann allerdings vorsichtig und mit geringerer Intensität – ungefähr bei 50 Prozent – einsteigen sollte, da Muskeln deutlich verletzungsanfälliger werden, sobald sie an Masse verloren haben.

Denn der Abbau hat wesentlich damit zu tun, dass die Recyclingprozesse innerhalb der Muskelzellen erlahmt sind. »Eine nicht ausreichend funktionierende Autophagie einerseits und eine exzessive Apoptose andererseits forcieren den Untergang von Muskelzellen«, erläutert Sportwissenschaftler Ning Chen von der Wuhan Sports University in China. Oder anders ausgedrückt: Wenn die Muskelzellen es nicht mehr schaffen, sich innerlich selbst zu reinigen, werden sie zu einem Problem für den Körper, das er schließlich löst, indem er die Zellen komplett verschwinden lässt. Nach dem Muster: Was nicht mehr reparabel ist, muss verschwinden! Gelänge es nun, die Selbstreinigung der Autophagie zu aktivieren, müsste sich weniger das zelluläre Selbstmordprogramm der Apoptose einschalten. Genau da liegt der Ansatzpunkt für Spermidin.

Chen und sein Forscherteam ließen alternde Ratten 6 Wochen lang ein tägliches Schwimmprogramm absolvieren und versorgten sie zusätzlich mit injiziertem, aber mäßig hoch dosiertem (5 mg/kg Körpermasse) Spermidin.[43] Die Tiere in den Vergleichsgruppen nahmen am Training teil oder bekamen kein Spermidin, oder aber sie erhielten weder das eine noch das andere. Im Ergebnis zeigte sich, dass Spermidin und Schwimmen ungefähr auf gleichem Level den Muskelabbau verzögerten. Doch den besten Eindruck hinterließ in dieser Hinsicht die Kombination aus Spermidin und Sport.

Der Muskel wächst auch durch kleine Gewichte

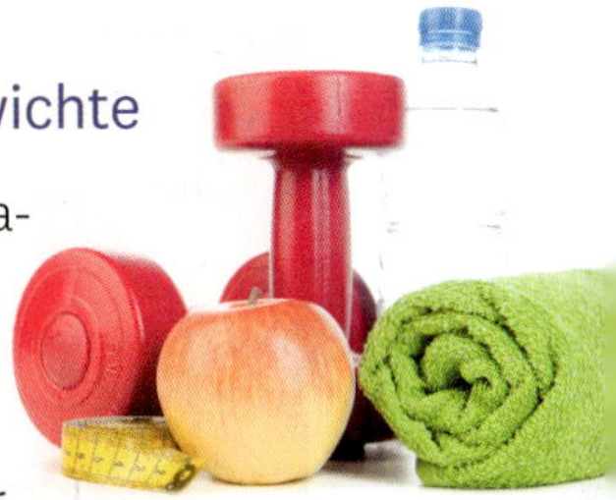

Laut einer Studie der McMaster University in Ontario kann man Muskeln beim Training mit leichten Gewichten genauso aufbauen wie mit schweren.[44] Die kanadischen Forscher hatten zunächst die Maximalgewichte ihrer Probanden bei der Kniebeuge ermittelt und sie dann dreimal wöchentlich entweder mit 90 Prozent (Gruppe 1) oder aber nur mit 30 Prozent (Gruppe 2) dieses Gewichts trainieren lassen. Beide Gruppen sollten jeweils bis zur Erschöpfung arbeiten, was in der ersten bei fünf bis zehn Wiederholungen und in der zweiten Gruppe bei mindestens 24 Wiederholungen der Fall war.

Nach 10 Wochen Training war das Muskelwachstum bei beiden Gruppen praktisch gleich. »Man muss keine schweren Gewichte stemmen, um Muskeln zum Wachstum zu bringen«, erläutert Studienleiter Stuart Phillips. Entscheidend sei vielmehr, dass eine bestimmte Mindestzahl an Wiederholungen eingehalten wird. »Es geht darum, den Muskel zu erschöpfen und dadurch zur Bildung neuer Proteine anzuregen«, betont Phillips.

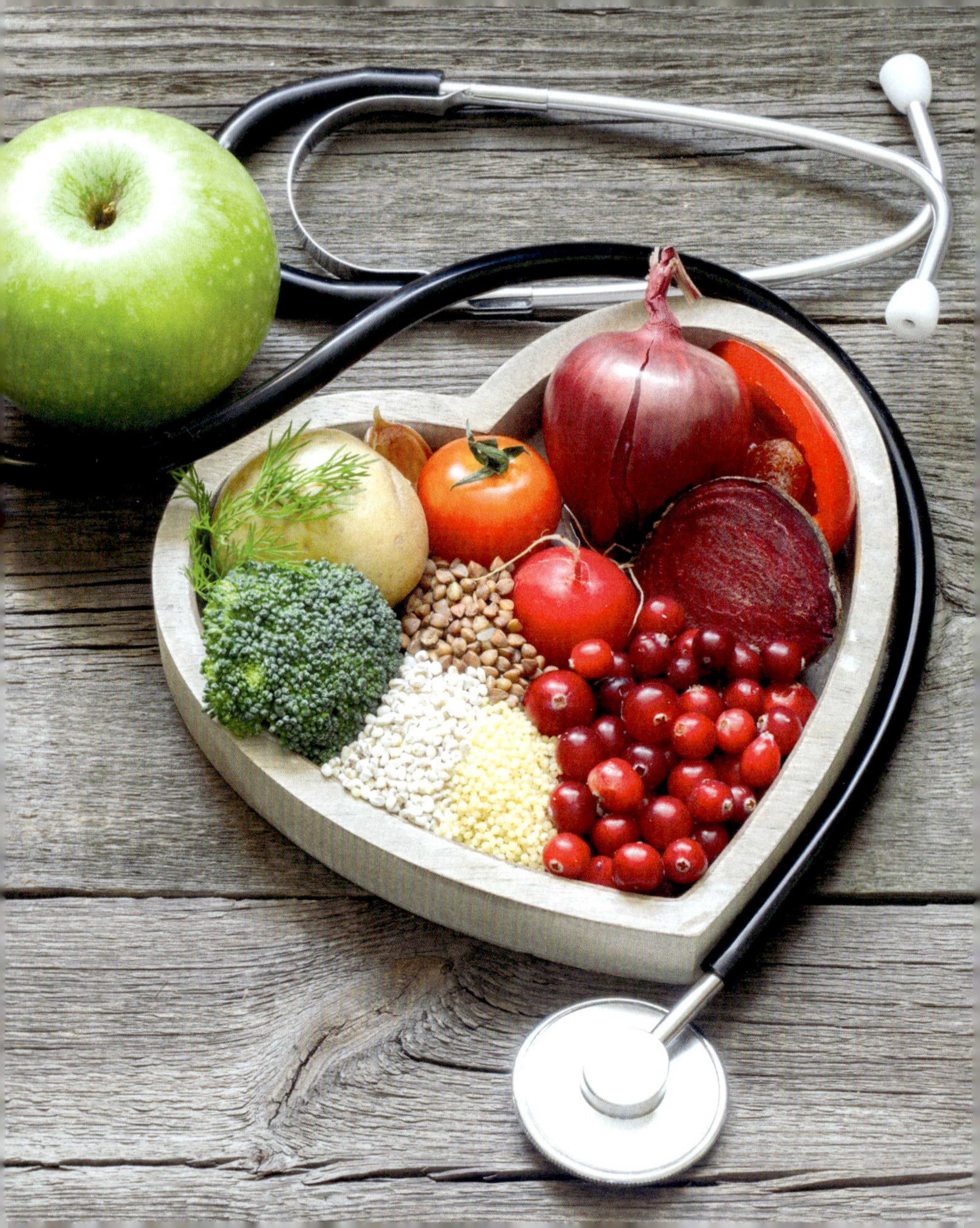

Pump-Power und Gefäßgymnastik: Spermidin für **Herz und Kreislauf**

Pump-Power und Gefäßgymnastik: Spermidin für Herz und Kreislauf

Herz-Kreislauf-Erkrankungen sind mit weitem Abstand die Todesursache Nummer eins auf der Welt. Allein 9 Millionen Todesfälle pro Jahr gehen weltweit auf das Konto des Herzinfarkts, dicht gefolgt vom Schlaganfall (knapp 7 Millionen), der ja ebenfalls häufig mit einer Verengung der Blutgefäße einhergeht. Weitere Hochrisikofaktoren mit Bezug zum Herz-Kreislauf-System sind Bluthochdruck und Herzschwäche. In Deutschland und anderen Industrienationen sterben die Menschen weniger daran, dass sie ein Infekt in die Knie zwingt, als vielmehr daran, dass ihr Herz-Kreislauf-System einknickt und versagt.

Die üblichen Therapien wie etwa Cholesterin- und Blutdrucksenker haben an dieser Entwicklung nur wenig ändern können. Mit Spermidin hätte man zumindest ein wirksames Mittel zur Prävention zur Hand.

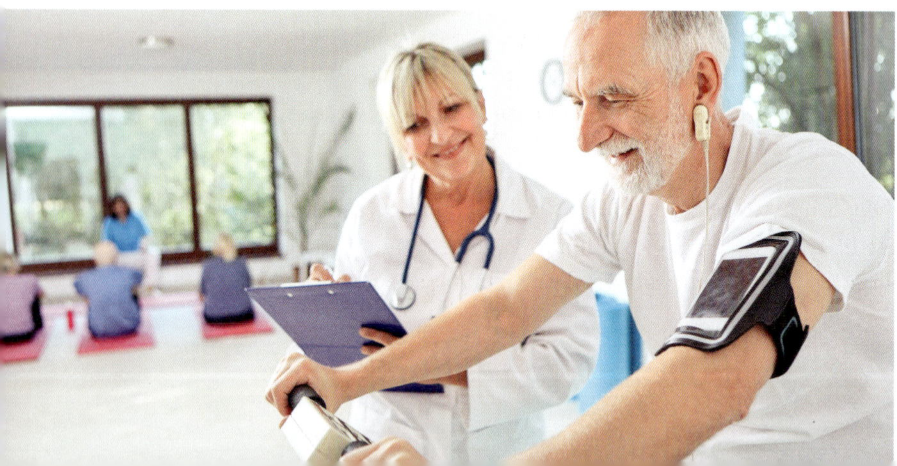

Vom Bluthochdruck zur Herzschwäche

Langjähriger Bluthochdruck mündet oft in Herzschwäche. Auf den ersten Blick hört sich das paradox an, zumal ein hoher Druck nicht gerade danach klingt, als würde das Blut von einem schwachen Herzen in die Gefäße gepumpt werden. Tatsächlich gibt es jedoch zwei Schienen, durch die Bluthochdruck mit Herzschwäche verbunden ist. Nummer eins: Ein hoher Druck führt dazu, dass der Herzmuskel wächst, so wie wir das von der Muskulatur bei hart trainierenden Bodybuildern kennen. Nur dass eben das Herz ein Hohlmuskel ist, sodass durch sein Wachstum die Innenhöhle des Herzens immer kleiner wird. Außerdem verliert der Herzmuskel mit seinem Dickenwachstum an Elastizität. Mit der Folge, dass die Herzinnenhöhle aus dem Lungenkreislauf mit größerem Druck befüllt werden muss. Das kann zur Luftnot führen, die deswegen auch zu den Hauptsymptomen der Herzschwäche gehört. Schiene Nummer zwei ist: Bluthochdruck schädigt die Gefäße. Mit der Folge, dass auch im Herzen die Sauerstoffversorgung schlechter wird und es schlimmstenfalls sogar zum Infarkt kommt. Auch das geht zulasten der Herzleistung.

Die Studienlage zum Herz- und Gefäßschutz durch Spermidin ist überaus dicht. So konnte ein internationales Forscherteam um Frank Madeo nachweisen, dass sich über das orale Verabreichen des Polyamins gleich mehrere Parameter für das Herz-Kreislauf-System beeinflussen lassen.[45] So erhöht Spermidin die Anzahl der Mitochondrien, also der Kraftwerke in den Muskelzellen des Herzens. Was letzten Endes heißt, dass dem Herzen mehr zugemutet werden kann, weil es besser mit Energie versorgt wird. Zudem werden die Recyclingprozesse in den Herzmuskelzellen ebenfalls gesteigert, sodass man auch nicht befürchten muss, dass es irgendwelche Probleme mit verschlissenen – sprich: »heiß gelaufenen« – Mitochondrien gibt: Sie werden einfach und rückstandsfrei entsorgt, wenn sie nicht mehr funktionieren.

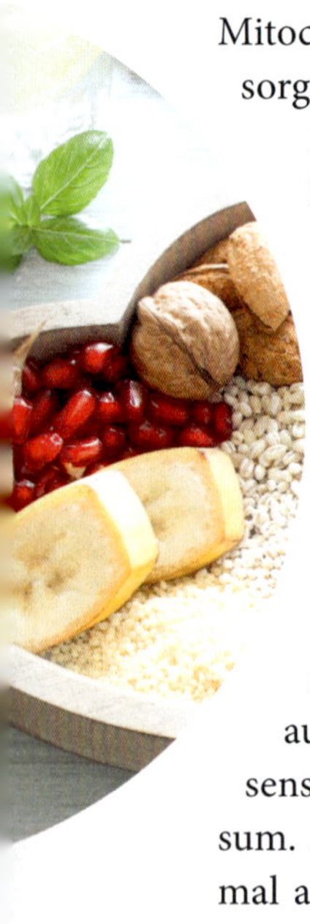

Das Team mit Forschern aus Italien, Österreich, Deutschland, England, Frankreich, Schweden und der Schweiz überprüfte darüber hinaus, inwieweit sich eine salzreiche Kost noch auf den Blutdruck von salzsensitiven Ratten auswirkte, wenn man ihr Essen zusätzlich mit Spermidin anreicherte. Das Ergebnis: Ihr Blutdruck blieb weitaus stabiler als bei den salzsensitiven Tieren, die ohne Spermidin klarkommen mussten. Für unsere Wohlstandsgesellschaft mit ihrer völlig übersalzenen Kost ist das eine ziemlich bedeutsame Nachricht, auch wenn man natürlich medizinische Befunde nicht ohne Weiteres von einem Nager auf den Menschen übertragen darf. Der Königsweg für salzsensitive Menschen besteht nach wie vor im reduzierten Salzkonsum. Aber das ist ja bekanntlich nicht einfach: Wer sich erst einmal an deftige Speisen gewöhnt hat, kann nur schwer von ihnen lassen. Hier kann es dann sinnvoll sein, mehr Spermidin – etwa in Form von Kimchi oder Nattō – in den Speiseplan einzubauen.

Salzarm heißt weniger Fertigkost

20–25 Prozent der Bevölkerung sind salzsensitiv, sie reagieren also sehr stark mit einer Blutdrucksteigerung, wenn sie zu viel Kochsalz verzehren. Sie sollten besser nicht über die 6–9 Gramm Salz kommen, die allgemein als Tagesmenge empfohlen werden. Was aber sinnvoller ist, als sich auf das Salz zu fokussieren: mehr frisches Obst und Gemüse in der Nahrung, weniger Konservenkost, Fertiggerichte und gebratenes Fleisch. Dadurch bekommt man nicht nur mehr Kontrolle über sein Körpergewicht und die Blutfette, die neben Bluthochdruck als großer Risikofaktor für die Gefäße gelten – man nimmt auch automatisch weniger Salz zu sich.

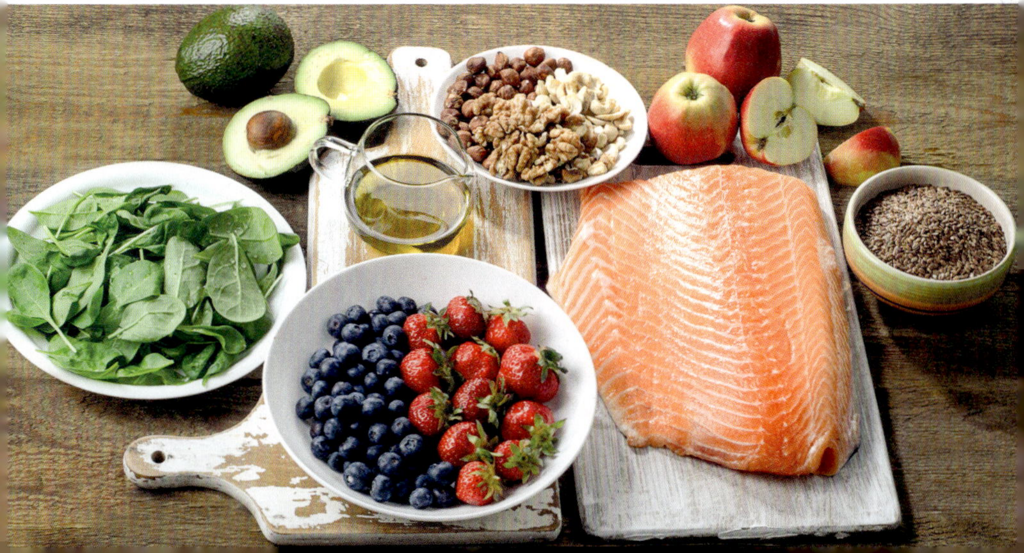

Dass dieser Weg nicht nur bei Nagern, sondern auch beim Menschen zum Herz-Kreislauf-Schutz führt, zeigt eine Studie der Jichi Medical University im japanischen Saitama.[46] Anhand von Daten aus 49 Ländern haben Forscher darin den Zusammenhang von Herz-Kreislauf-Erkrankungen und der Spermin- und Spermidinaufnahme über die Nahrung untersucht. »Dabei sind wir auf eine negative Korrelation gestoßen«, berichtet Studienleiter Kuniyasu Soda. Die Quote der Erkrankungen geht also hoch, wenn die Spermin- und Spermidinaufnahme sinkt, und umgekehrt.

Noch erstaunlicher ist jedoch, wie stark diese negative Korrelation ist. Die Wissenschaftler fanden nämlich für Spermin und Spermidin einen Korrelationswert von -0,2 bis -0,36 (die optimale negative Korrelation läge bei -1,0). Bei Gemüse und Fisch fanden sie hingegen nur Werte von -0,01 beziehungsweise -0,05. Mit anderen Worten: Die Zahlen weisen darauf hin, dass die Zufuhr der Polyamine einen größeren Einfluss auf den Herz-Kreislauf-Schutz hat als der Verzehr von Fisch und Gemüse. Für den Alltag hat dies keinen sonderlichen Einfluss, da jemand, der viel Fisch und Gemüse auf dem Speiseplan hat, in der Regel ohnehin überdurchschnittlich viel Spermin und Spermidin aufnimmt.

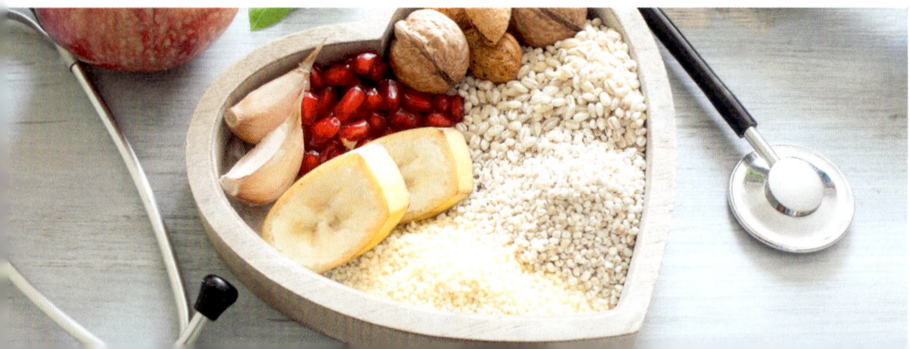

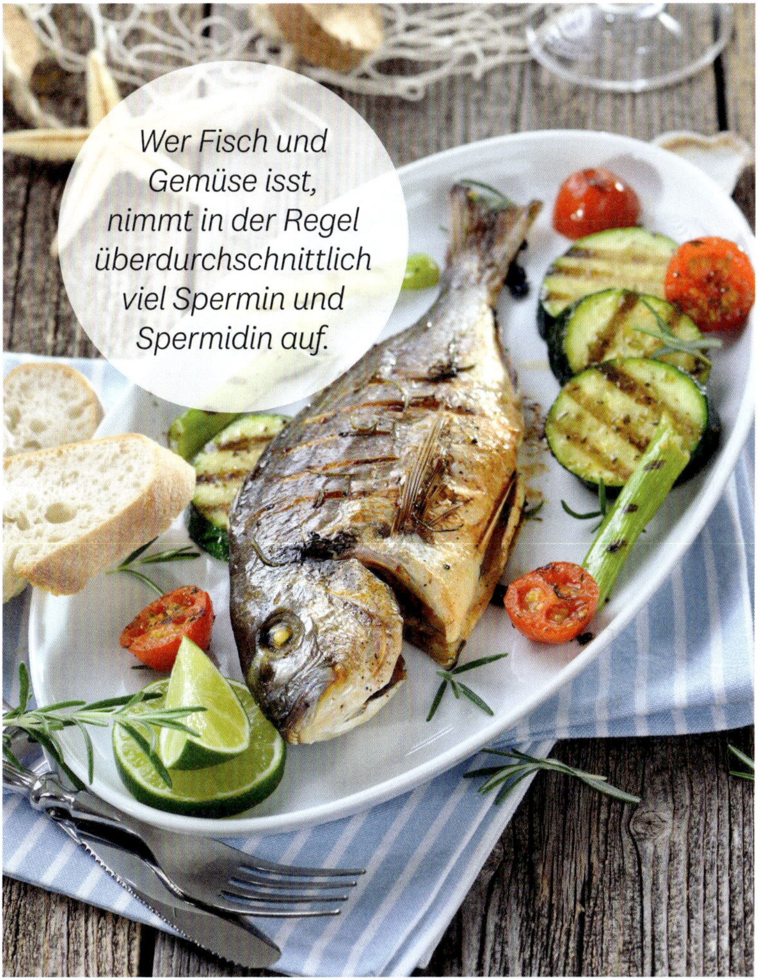
Wer Fisch und
Gemüse isst,
nimmt in der Regel
überdurchschnittlich
viel Spermin und
Spermidin auf.

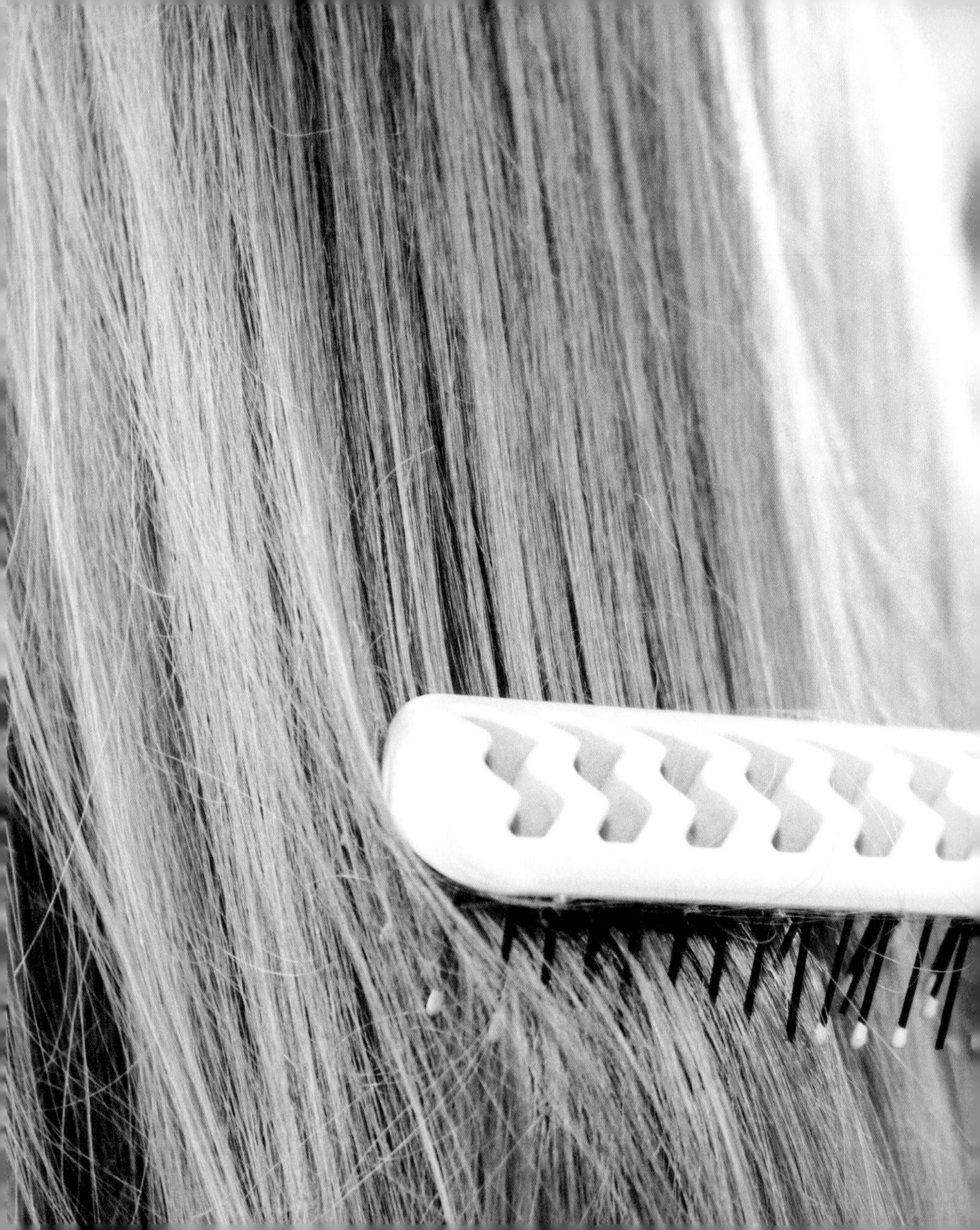

Mit Spermidin gegen **Haarausfall**

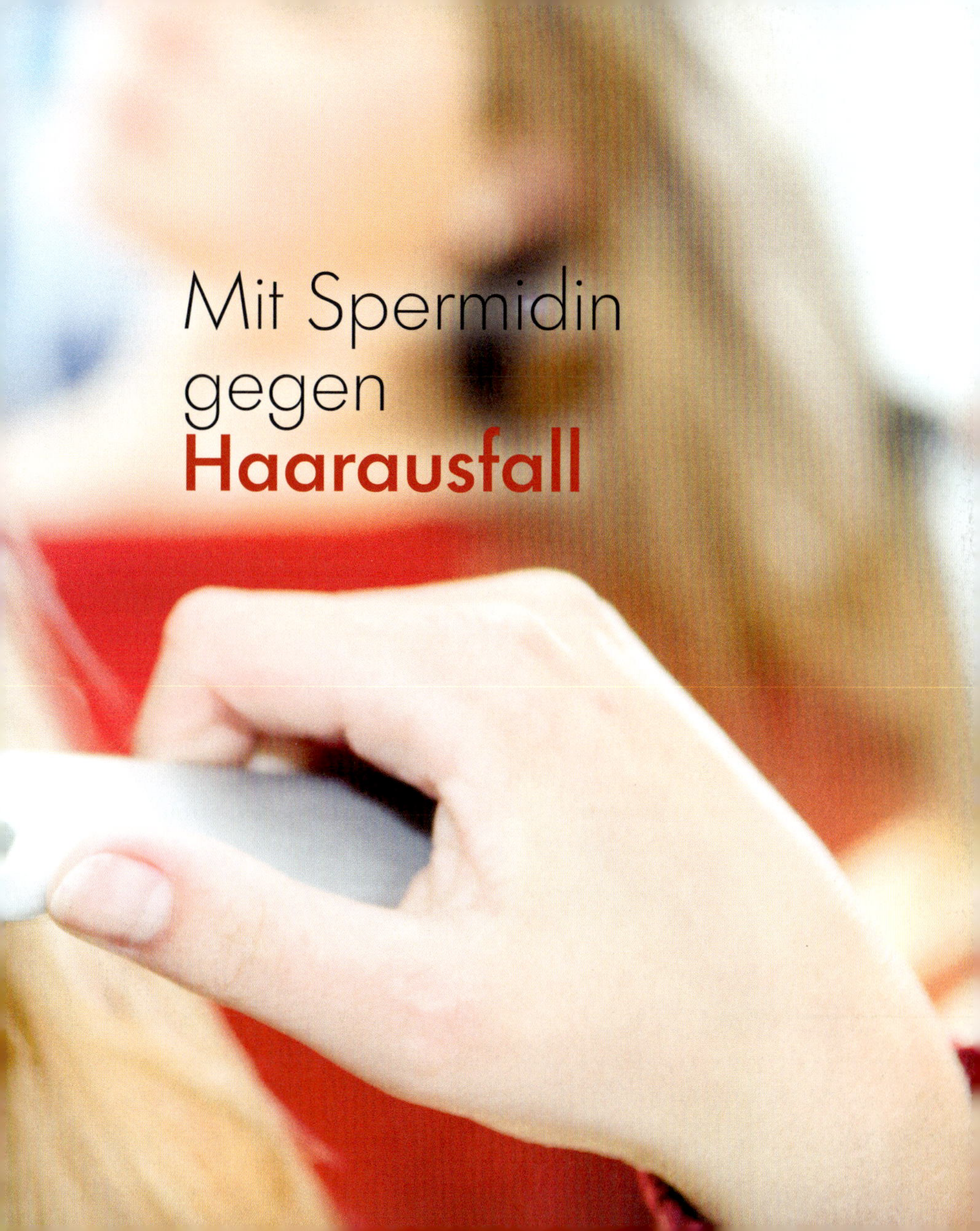

Mit Spermidin gegen Haarausfall

Geheimratsecken, kahle Stellen am Hinterkopf oder sogar eine Glatze: Vier von fünf Männern bekommen es in ihrem Leben mit erblich bedingtem Haarausfall, der androgenetischen Alopezie zu tun. Sie ist kein Zeichen von Krankheit, doch die Betroffenen haben einen hohen Leidensdruck. Und das gilt erst recht für die rund 1,5 Millionen Menschen, die in Deutschland an Alopecia areata leiden, dem kreisrunden Haarausfall, dessen Ursachen bis heute nicht abschließend geklärt sind. Dieser trifft auch Frauen und junge Menschen, manchmal sogar Kinder. Außerdem bildet die Areata-Variante ihre Löcher nicht nur an der Stirn und auf dem Hinterkopf, sondern irgendwo auf dem Kopf inmitten der Haare; und manchmal trifft sie auch den Bart, die Augenbrauen und Wimpern, im Einzelfall kann sogar die komplette Körperbehaarung ausfallen. Mit entsprechenden Folgen für die Psyche. Laut einer mexikanischen Studie entwickeln zwei von drei Alopecia-areata-Patienten die Symptome von Angst oder Depression, 10 Prozent tragen sich mit Selbstmordgedanken.[47] Weswegen in der Therapie oft nach jedem Strohhalm gegriffen wird. Doch der Erfolg bleibt meistens aus.

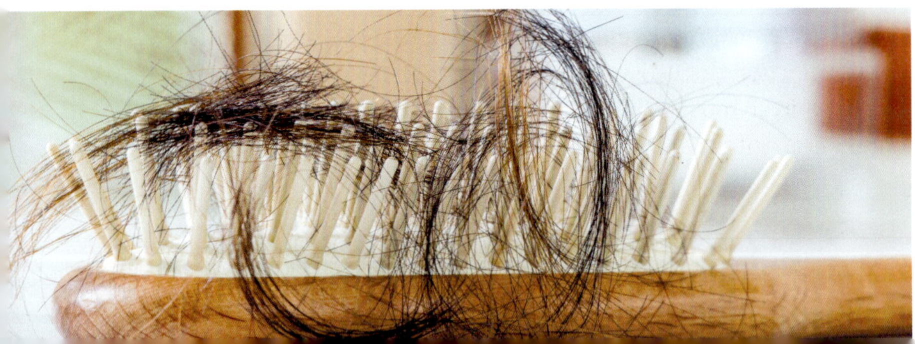

So wachsen Haare

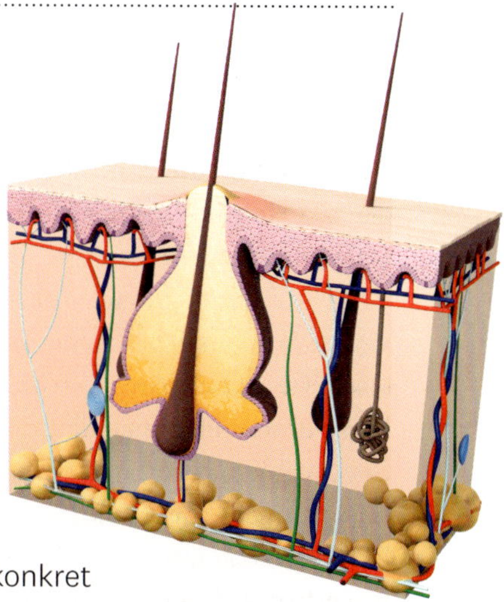

Haare wachsen in den Haarfollikeln, die sich überall auf der Haut verteilt befinden, ausgenommen auf den Lippen, Handflächen und Fußsohlen. Die Follikel bilden die neuen Haare unten an ihrer Basis, der sogenannten Matrix. Dort wachsen hornbildende Zellen heran, die Keratinozyten. Sie gelten als überaus proliferativ. Was konkret heißt: Sie wachsen und teilen sich so fleißig, dass es zu eng für sie in der Matrix wird – und sie schließlich nach oben drängen. Doch dort ist praktisch ihr Leben auch schon beendet: Die Keratinozyten trocknen aus, sterben ab und verfestigen sich zu einer kompakten, harten Masse, dem letztendlichen Haar. Wir haben also eine Masse aus verschrumpelten Zellleichen auf unserem Kopf.

Das eigentliche Problem ist jedoch, dass diese abgestorbene Substanz vorher gelebt haben muss, in Gestalt der Keratinozyten. Wenn diese nicht mehr nachwachsen, wird auch weniger gestorben – und der Haarwuchs erlischt. Haarwuchsmittel müssen daher an den Keratinozyten ansetzen und deren Vitalität erhalten.

Spermidin könnte jedoch einen Versuch wert sein, denn es spielt immer dann eine große Rolle, wenn es im Körper um Wachstum und viele Zellteilungen geht. Und das ist auch beim Haarwuchs so, der aus den Follikeln in der Haut gespeist wird. »Diese sind zwar extrem klein, doch sie gehören zu den Organen mit der stärksten Zellteilungsrate, die wir in der Biologie der Säugetiere kennen«, erklärt der israelische Dermatologe Yuval Ramot. »Es ist deswegen keine Überraschung, dass Spermidin eine Schlüsselrolle bei ihrem Wachstum spielt.«

Ramot arbeitet am University Medical Center in Jerusalem und hat zusammen mit Wissenschaftlern aus Deutschland, Italien und Finnland zu den Zusammenhängen von Spermidin und Haarwuchs beziehungsweise Haarausfall geforscht. So hat man beispielsweise Mäusen und Hunden einen Stoff namens Eflornithin verabreicht, der die Herstellung von Spermidin und anderen Polyaminen unterdrückt. Den Tieren fielen daraufhin umgehend die Haare aus. Bei Mäusen, in denen man die Gene für die Polyaminsynthese ausgeschaltet hatte, geschah dasselbe: Auch sie blieben praktisch nackt und ihr Haarwuchs ging gegen null.[48]

Selbst Merinos profitieren von Spermidin

Eine umgekehrte Entdeckung machte hingegen ein australisches Forscherteam, das sich die für ihre Wolle berühmten Merinoschafe als Studienobjekt aussuchte. Die Tiere bekamen eine Woche lang täglich Spermidin. Wohlgemerkt an ausgewählten Stellen auf der linken Seite, während auf der rechten Seite nur Placeboinjektio-

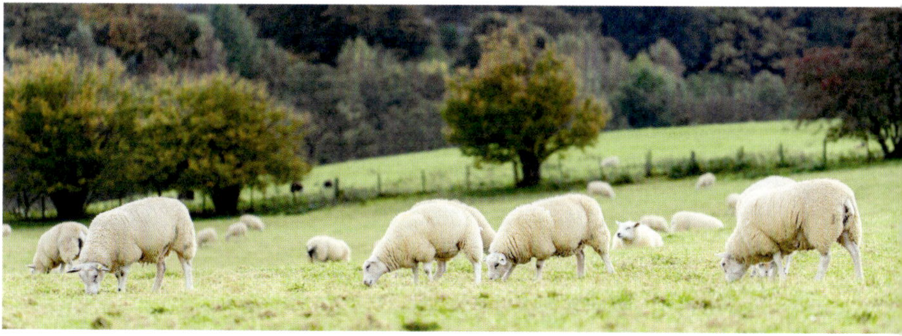

nen gespritzt wurden. Es zeigte sich, dass daraufhin links nicht nur mehr Wolle wuchs als rechts, sondern dass sie an den Stellen, in die man die höchste Spermidindosis gespritzt hatte, in geradezu riesigen Knäueln herausexplodierte.[49] Und das bei einer Schafrasse, die auch ohne unterstützende Spermidininjektion schon bis zu 10 Kilogramm Wolle pro Jahr und Tier liefern kann.

Die australische Studie erschien im Jahr 2002. Knapp 10 Jahre später überprüfte das Forscherteam um Yuval Ramot die Wirkung von Spermidin an menschlichen Haarfollikeln.[50] Sie fiel zwar nicht so stark aus wie bei den Merinoschafen, doch diese sind ja auch Tiere mit einem ohnehin schon starken Haarwachstum. Der Effekt war jedoch immer noch beachtlich. »Spermidin verlängert das Anagen, also die Wachstumsphase der Haare«, berichtet Ramot. Demnach mobilisiert das Polyamin offenbar die intrazellulären Selbstreinigungseffekte der Haarfollikel, sodass sie länger und dadurch letzten Endes mehr Haarsubstanz aus der Haut herausschieben können.

Die drei Phasen des Haarwachstums

- **Anagen:** Die aktive Haarbildungsphase ist charakterisiert durch eine hohe Zellteilung der Keratinozyten (haarbildende Zellen) im Haarfollikel. Ein Haar wächst durchschnittlich einen Zentimeter pro Monat.
- **Katagen:** Die 1–2 Wochen andauernde Übergangsphase vom Anagen zum Telogen ist gekennzeichnet durch eine gesteigerte Apoptose, also einen vermehrten »Selbstmord« der Keratinozyten. Mit der Folge, dass sich die Follikel stark verkürzen und der Haarwuchs zum Erliegen kommt. Am Einsetzen der katagenen Phase besteht ein besonderer Ansatzpunkt von Spermidin: Als Mobilisator des intrazellulären Recyclings verschiebt es den Zeitpunkt der Apoptose nach hinten. Wer als Zelle »innerlich rein« ist, braucht keinen Selbstmord begehen, um den Körper vor sich und seinem Zellmüll zu schützen.
- **Telogen:** In dieser Phase des Haarzyklus findet kein Wachstum mehr statt. Die äußere Wurzelscheide umschließt das Haar, sogenannte Kolben-Haare entstehen. Sie machen optisch kaum noch etwas her – und sie haben nur noch so wenig Verbindung mit uns, dass man sie schmerzfrei herausziehen kann. Das Telogen dauert 3–4 Monate.

Was offen bleibt, ist die Art der Anwendung. Die Schafe bekamen Spritzen, um ihr Wollwachstum zu steigern. Müssen wir diese Anwendung nun auch für Menschen in Erwägung ziehen? Oder reicht es, wenn man es zum Haarwasser verarbeitet? Doch wie müsste diese Zubereitung dann aussehen?

Studie am Menschen

Yuval Ramot hat zusammen mit italienischen Wissenschaftlern herausarbeiten können, dass wir zur Förderung des Wachstums nicht von der üblichen Anwendungsform abweichen müssen, also weiterhin Spermidin oral einnehmen können. Sie verabreichten einer Testgruppe von hundert Frauen und Männern täglich entweder eine Spermidintablette (mit 1,25 mg Spermidin) oder ein Placebo. Die Studie dauerte 90 Tage; vorher und nachher wurden allerlei Messungen vorgenommen, um die Wirkung der beiden Mittel auf den Haarwuchs beurteilen zu können.[51]

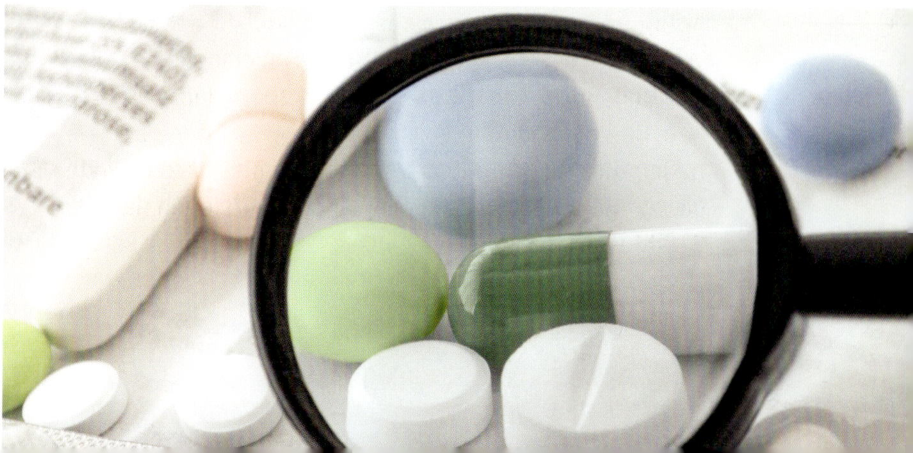

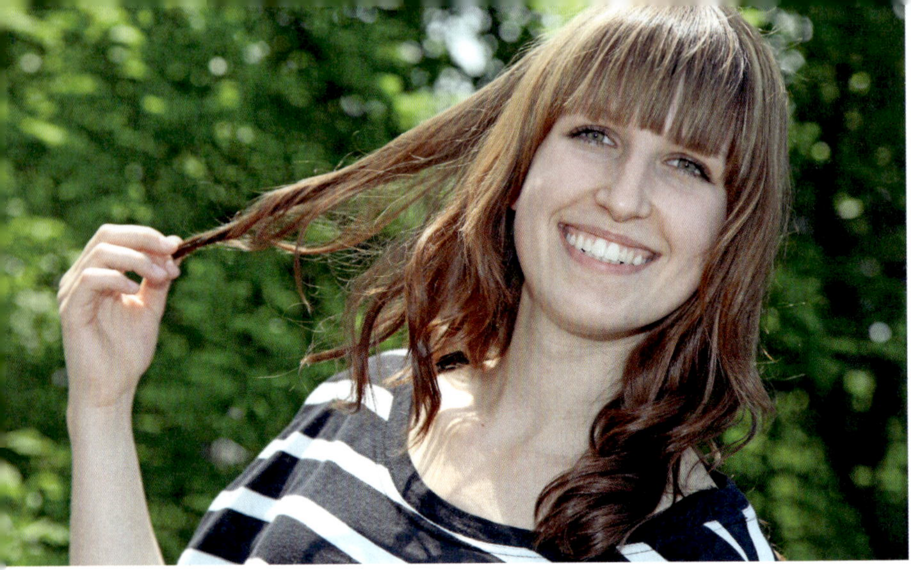

Die wichtigsten Ergebnisse:

- In der Spermidingruppe nahm die Anzahl der anagenen Haarfollikel um 50 Prozent zu, während sie bei der Placebogruppe gegenüber dem Anfangswert um 20 Prozent abnahm.
- Die Apoptose, also der Zelluntergang ging in den Haarfollikeln deutlich zurück.
- Der Haarzupftest fiel bei sämtlichen Spermidinprobanden negativ aus, und das auch noch 3 Monate nach dem Ende der Studie. In der Placebogruppe waren es hingegen 68 Prozent, die beim Zupftest mehr als 30 Prozent ihrer Haare verloren.

Der Zupftest

Wer wissen will, ob er unter Haarausfall leidet, kann dazu einen Zupftest durchführen. Doch wie wird er medizinisch korrekt durchgeführt?

Man nimmt etwa ein Dutzend Haare zwischen Daumen und Zeigefinger und zieht an ihnen mit konstanter Kraft. Es geht also um das Ziehen, nicht ums Reißen! Außerdem sollte man vor dem Test morgens seine Haare gewaschen haben. Nur so lassen sich konstante Bedingungen schaffen, um das Ergebnis des Zupftests beurteilen zu können.

Wenn 30–40 Prozent der Haare beim Zupftest in der Hand bleiben, deutet das auf einen aktiven Haarausfall hin. Eine Abnahme der Zupfquote spricht hingegen dafür, dass der Haarausfall nachlässt, also beispielsweise eine entsprechende Therapie angeschlagen hat.

Mit Spermidin besitzt man also eine perspektivreiche Option im Kampf gegen den Haarausfall. Die Anwendung kann über eines der üblichen Supplemente erfolgen. Für die Tagesdosis empfiehlt sich eine Mindestmenge von 1,25 Milligramm. Man sollte jedoch Geduld haben und die Anwendung auf eine Dauer von mindestens 3 Monaten ansetzen.

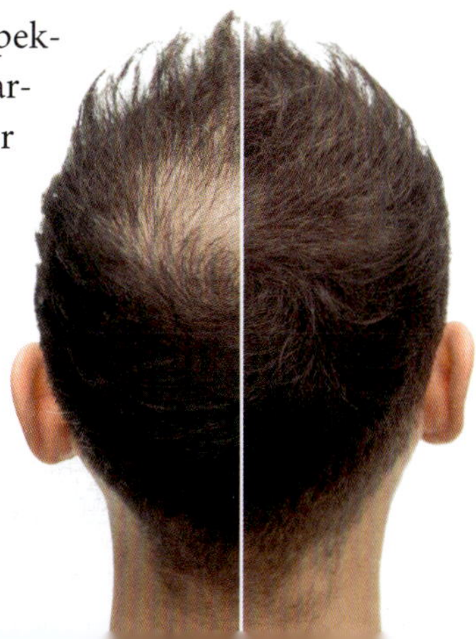

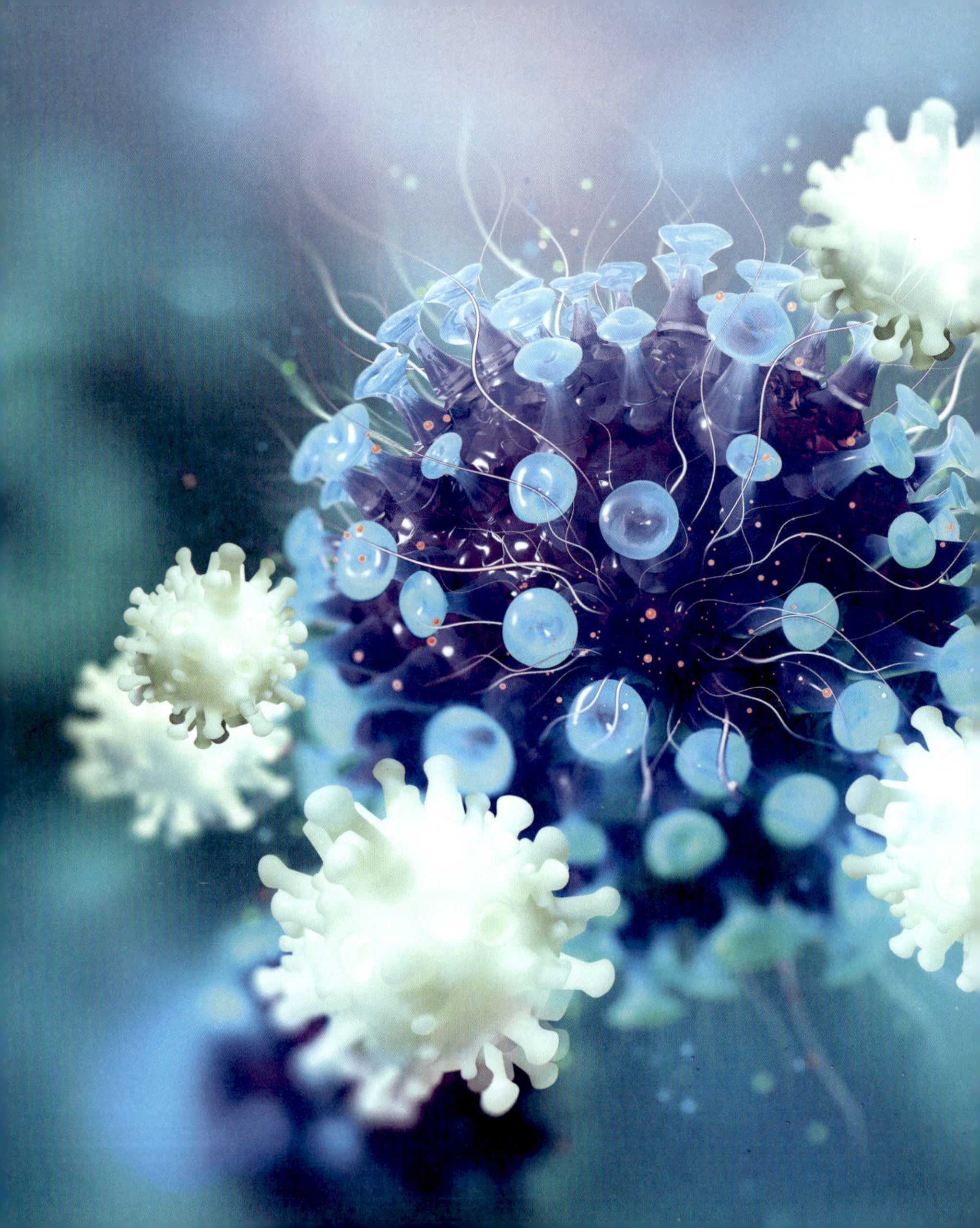

Weg mit dem Zellmüll: Mit Spermidin zur besseren **Immunabwehr**

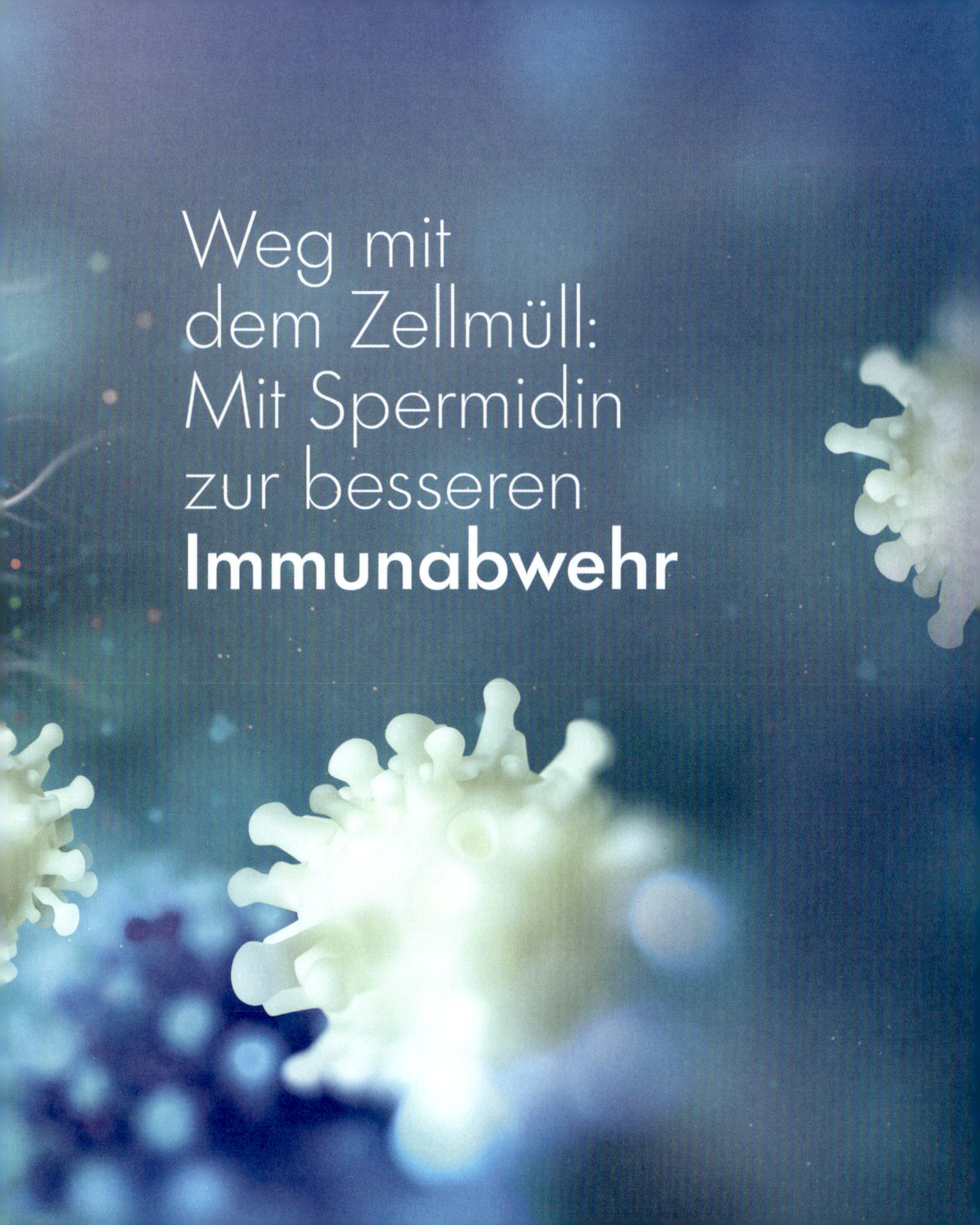

Weg mit dem Zellmüll: Mit Spermidin zur besseren Immunabwehr

Das Immunsystem ist bei Wirbeltieren – und dazu gehören bekanntlich auch wir Menschen – das komplizierteste der körpereigenen Schutzsysteme überhaupt. Es besteht aus der Gesamtheit aller Immunzellen eines Organismus, wie etwa den Antikörpern und den weißen Blutkörperchen. Mit dazu gehören aber auch die immunologisch kompetenten Organe, wie etwa die Lymphknoten, die Milz und das Knochenmark. Die zentrale Aufgabe der Immunabwehr ist das Erkennen von körperfremdem Material, also die Unterscheidung zwischen *selbst* und *fremd*, und daraufhin – gegebenenfalls – das Einleiten spezifischer Abwehrreaktionen. Das Immunsystem ist somit verantwortlich für die Bekämpfung von Krankheitserregern, aber auch für die Abstoßung von Transplantaten, eingedrungenen Holzsplittern und anderen Fremdkörpern. Auch die Kontrolle über körpereigene, aber entartete Zellen (Krebs) obliegt der Immunabwehr. Ohne sie wäre das Leben praktisch unmöglich.

Doch sie ist eben, auch aufgrund der Komplexität ihrer Aufgaben, nicht perfekt. Was jeder Allergiker und Arthritiker bestätigen kann, bei dem das Immunsystem mehr Aktivitäten entwickelt, als eigentlich benötigt werden. Ein Beispiel aus der unmittelbaren Gegenwart ist aber auch die Covid-19-Infektion, die nicht zuletzt deshalb so gefährlich wird, weil es zu einem »Sturm der Zytokine«, also einer überschießenden Immunantwort kommt. Mithilfe von flächendeckenden Impfungen wird derzeit versucht, die Pandemie unter Kontrolle zu bringen. Dabei gäbe es auch, und das ist jetzt

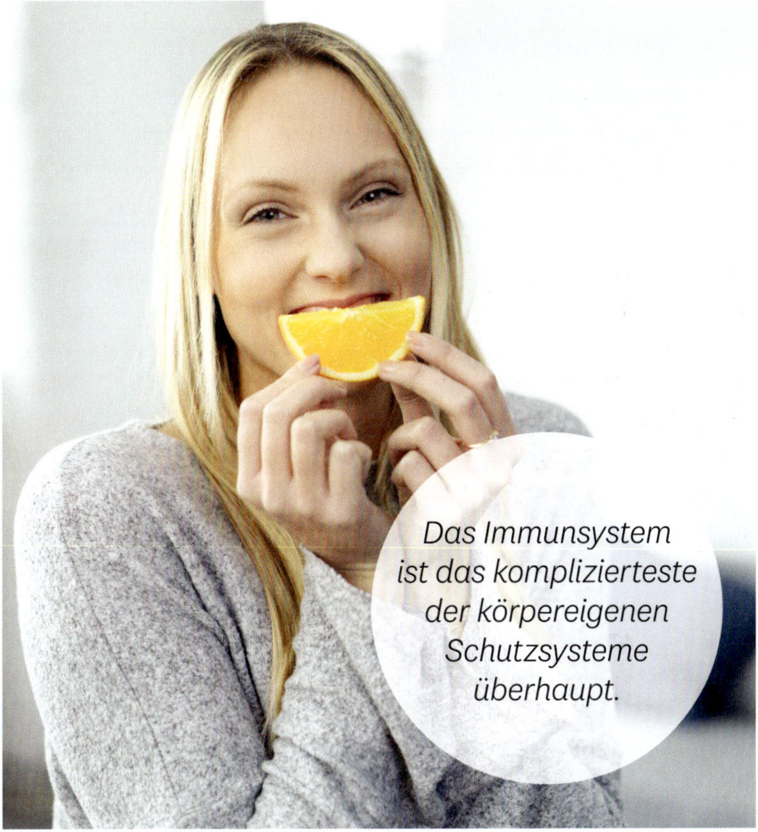

keine Übertreibung und erst recht keine wissenschaftlich unhinterfragte Räuberpistole, eine Alternative, zu der jedoch leider zu wenig geforscht wird: Spermidin.

Der Zytokinsturm verläuft wie ein Gewitter

Die Behandlung von Covid-19-Patienten erweist sich immer noch als schwierig. Der Grund: Schwere Krankheitsverläufe können mit ausgedehnten und teils lang anhaltenden Entzündungen im Körper einhergehen, die durch einen Sturm der Zytokine ausgelöst werden. Der Begriff »Sturm« macht hier tatsächlich Sinn. Denn die Zytokinschwemme hat etwas von einem reinigenden Gewitter, nach dem die Luft oft wieder so klar wird, dass man den kleinen Kirchturm in 10 Kilometern sehen kann. Das Unwetter selbst hat jedoch möglicherweise erheblichen Schaden angerichtet, etwa per Blitzschlag diverse Häuser in Brand gesteckt oder per Regenguss den einen oder anderen Keller überflutet. So ähnlich kann man sich die Folgen eines Zytokinsturms vorstellen, also jener übermäßigen Aktivierung des Immunsystems, die zwar den Körper von der Viruslast zu befreien hilft, ihn aber andererseits auch über Gebühr belastet.

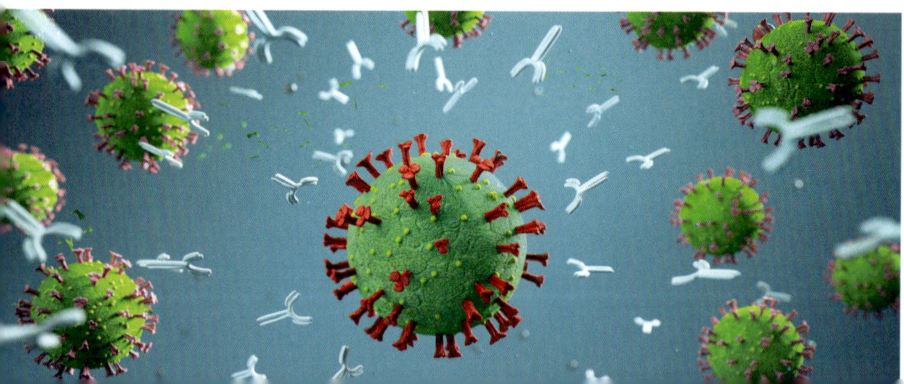

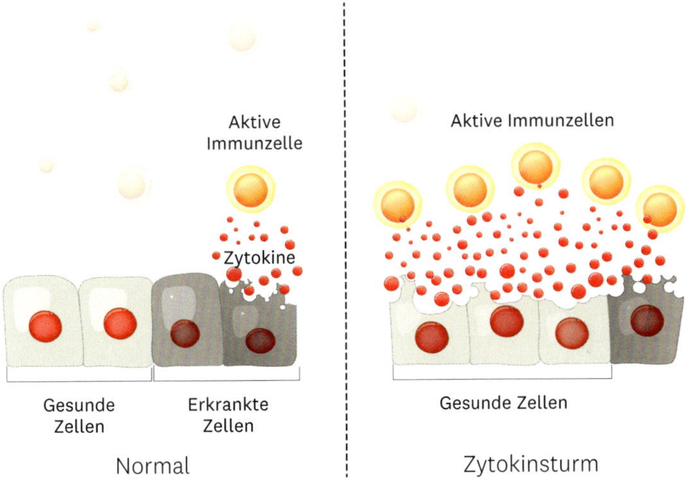

Im Fall von Covid-19 werden die Zytokine als Botenstoffe des Immunsystems in derart großer Zahl produziert, dass gleich eine ganze Phalanx von Immunzellen und Gerinnungsfaktoren das Bronchialgewebe durchdringt und auf diese Weise für eine überschießende Entzündungsreaktion mit extrem vermehrter Flüssigkeitsbildung sorgt. Man kann da schon von einem Feuer mit anschließendem Sturzregen sprechen. Das besondere Problem an dieser Entzündungsreaktion ist, dass sie weitere Immunzellen aktiviert, die wiederum zur Bildung zusätzlicher Zytokine beitragen: ein Teufelskreis. Am Ende stehen lebensbedrohliche Komplikationen wie etwa eine Lungenentzündung, Thrombosen oder ein tödliches Organversagen.

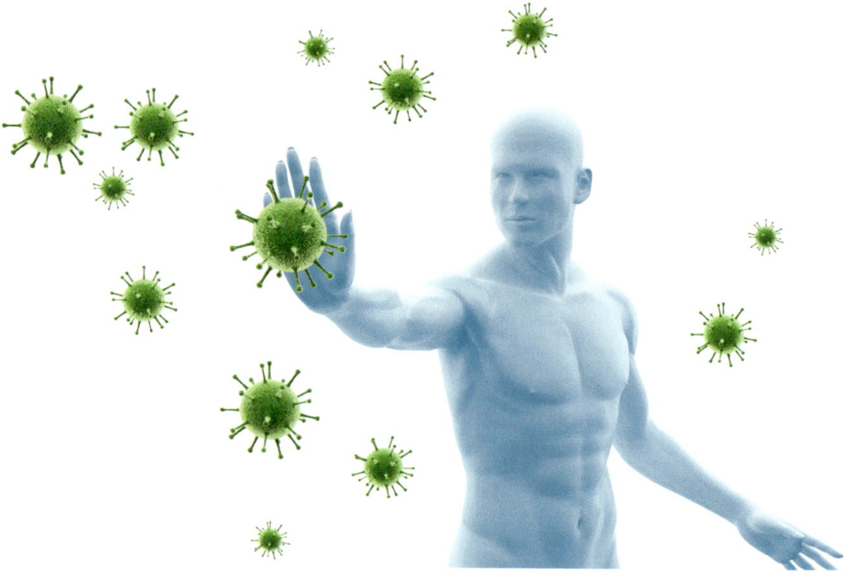

Corona: Mit Spermidin das Virus einfach verschlucken

Schon vor einigen Jahren stellten Wissenschaftler fest, dass es zur Erfolgsstrategie einiger Viren gehört, die Autophagie in unseren Zellen zu lähmen. Was ja logisch ist. Denn als zellinterne Reinigungs- und Recyclingkommandos räumen die Autophagosomen auch Viren und andere Krankheitserreger ab, und da macht es natürlich Sinn, diesen Prozess irgendwie auszuhebeln. Wenn das einem Virus gelingt, verschafft er sich einen entscheidenden Vorteil. Umgekehrt hat die von ihm befallene Zelle einen immensen Nachteil, wenn ihre interne Müllabfuhr nicht mehr richtig funktioniert. Zu den Viren, die sich auf die Kunst der Autophagielähmung verstehen, gehören die MERS-Coronaviren, die 2012 erstmals beim

Menschen auftauchten und zu einer schweren bis tödlichen Lungenentzündung führen können. Ein Forscherteam um den bekannten Berliner Virologen Christian Drosten hat nun nachweisen können, dass SARS-Coronaviren auf die gleiche Weise arbeiten.[52]

Der Bruder von Corona

MERS steht für *Middle East Respiratory Syndrome*. Ausgelöst wird diese Erkrankung durch das MERS-Coronavirus, das – wie schon sein Name verrät – ein enger Verwandter des SARS-Coronavirus ist, das uns derzeit so zu schaffen macht. Tatsächlich führen beide zu ähnlichen Krankheitsverläufen. Wozu auch gehört, dass die Infektion meistens unbemerkt oder lediglich mit grippeähnlichen Symptomen verläuft. Bei schweren Verläufen kann sich jedoch – sowohl bei MERS als auch bei SARS – eine Pneumonie entwickeln, die in ein akutes Atemnotsyndrom übergehen kann. Ein häufiges Begleitsymptom ist Durchfall; außerdem kann es zu Organversagen kommen. Schwere Verläufe treten überwiegend bei Menschen mit chronischen Vorerkrankungen auf, wie zum Beispiel Diabetes, Herzerkrankungen sowie chronischen Nieren- oder Lungenerkrankungen.

Anders als SARS hat es jedoch MERS bisher nicht bis zur weltweiten Pandemie gebracht. Bis zum Jahreswechsel 2019/2020 verzeichnete die Weltgesundheitsorganisation gerade mal 2400 bestätigte Fälle, wovon mehr als 800 zum Tode führten.

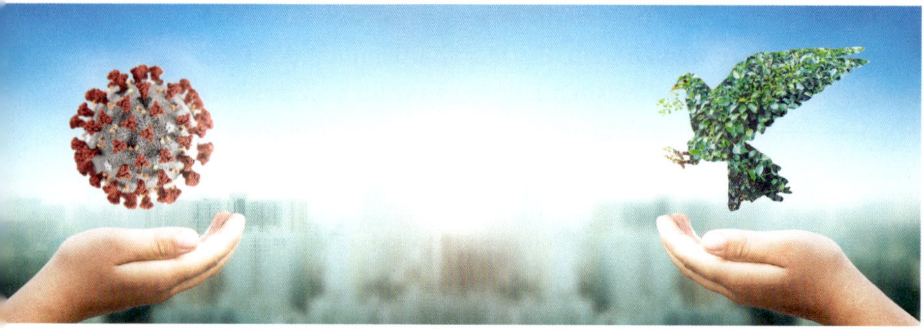

Demnach täuschen die Viren – durch die Einflussnahme auf mehrere Enzyme – den Zellen vor, dass genug Nahrung vorhanden ist und sie deshalb nicht auf die Autophagie zurückgreifen müssen, um durch Abfallrecycling für Nährstoffnachschub zu sorgen. Nach dem Muster: Ihr braucht euch nicht selbst verdauen, es gibt auch so genug zu essen! Es wäre daher nur logisch, dieses Täuschungsmanöver rückgängig zu machen, damit die Autophagie wieder anspringt. Dem Forscherteam um Drosten schwebten dabei vor allem vier Substanzen vor: Das experimentelle Krebsmittel MK-2206, das seit vielen Jahrzehnten eingesetzte Bandwurmmittel Niclosamid und eben die beiden natürlich vorkommenden Polyamine Spermin und Spermidin. Von allen Vieren ist bekannt, dass sie den Körper davon »überzeugen« können, dass er sich in einem Hungernotstand befindet und deshalb auf das Recycling der Autophagie umschalten muss.

Die Forscher überprüften im Labor an sogenannten Vero-Zellen (sie stammen von Meerkatzen und eignen sich optimal zur Aufzucht von Virusstämmen), inwieweit die genannten Substanzen das Wachstum von SARS-Coronaviren eindämmen können. Dabei ergab sich für Spermidin eine Quote von 85, für Spermin eine Quote von 90, für MK-2206 eine Quote von 88 und für Niclosamid sogar eine Quote von mehr als 99 Prozent. Angenommen, wir hätten 100 000 Viruspartikel in einem Vero-Gewebe, so würde sich diese Last unter Spermidin auf 15 000 reduzieren, und bei Niclosamid wären es sogar nur noch 1000 oder noch weniger.

Da Niclosamid ja – im Unterschied zu MK-2206 – als Medikament bereits zugelassen ist, steht für die Studienautoren fest, dass dieses Mittel das größte Potenzial zum Corona-Medikament hätte. Für Spermidin hingegen spräche zwar, dass es nicht nur selbst das Wachstum der Viren bremsen, sondern auch im Körper zum ebenfalls antiviralen Spermin umgewandelt würde. Aber für therapeutische Zwecke bräuchte man es, wie Drosten ausführt, »in einer Wirkstoffkonzentration, die wir pharmazeutisch nicht erreichen können«.

An dieser Argumentationskette muss man jedoch gleich mehrfach Kritik üben. So ist Niclosamid zwar als Medikament zugelassen, es hat aber auch potenzielle Nebenwirkungen wie Durchfall, Übelkeit, Schwindel und heftig juckende Hautausschläge im Gepäck. Demgegenüber ist Spermidin als Teil des zelleigenen Stoffwechsels als absolut gut verträglich einzustufen. Zudem reicht eine Virushemmung von 85 Prozent in der Regel völlig aus, um die Infektion zum Abklingen zu bringen. Zum Vergleich: Bei den Corona-Impfstoffen von Johnson & Johnson und AstraZeneca sprechen wir von einer Wirksamkeit von 70 Prozent oder weniger – und trotzdem kommen diese Mittel flächendeckend und milliardenfach zum Einsatz. Zudem wird

Spermidin im Körper zu Spermin umgewandelt, das ebenfalls über antivirale Eigenschaften verfügt.

Was schließlich die Bioverfügbarkeit von Spermidin angeht: Die ist, wie wir im Kapitel »Sex, Keime und Cheddar: So sorgen wir für Spermidin« (ab Seite 76) gesehen haben, durchaus beachtlich. Kaum etwas ist einfacher, als den Spermidinlevel hochzutreiben – vorausgesetzt, man unternimmt das Richtige.

Singen: Schnupfenfrei im Chor

Chorgesang geriet in Corona-Zeiten ziemlich in Verruf, weil beim lauten Singen bekanntermaßen viele – potenziell virushaltige – Aerosole versprüht werden. Andererseits entdeckten Frankfurter Forscher bereits im Jahre 2004, dass Chorsänger nach ihren Proben mehr Immunoglobuline im Speichel haben.[53] Was für eine verbesserte Abwehrleistung gegenüber grippalen Infekten spricht. Ebenfalls schon länger bekannt ist, dass Sänger kräftigere und robustere Atemwege haben. Ob sie dadurch tatsächlich seltener mit Erkältungen zu kämpfen haben oder sogar besser vor SARS-CoV-2 geschützt sind, ist weniger sicher. Aber man sollte nie vergessen, dass nicht nur die Viren, sondern auch wir Menschen mit unserem psychischen Wohlbefinden und unserer dementsprechend ausgeformten Immunabwehr darüber bestimmen, wie hoch unser Infektionsrisiko am Ende ist.

Weniger ist mehr: Spermidin als Immunkorrektiv

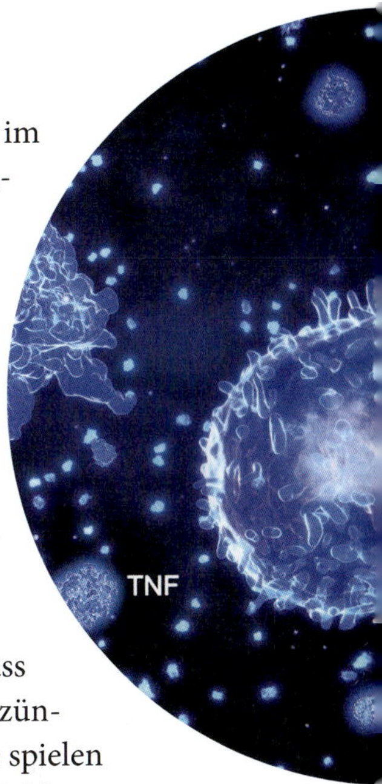

Ein weiteres wichtiges Argument für Spermidin im Einsatz gegen Covid-19, aber auch gegen viele andere Erkrankungen, ist folgendes: Spermidin trägt dazu bei, dass unsere Immunabwehr weniger aus dem Ruder läuft. Deren Problem besteht nämlich darin, dass sie oftmals nicht die richtige Balance in ihren Antworten findet. Oft tut sie zu viel des Guten, und das kann für uns am Ende sogar noch gefährlicher sein als all die Viren, Bakterien und anderen Feinde, die uns ursprünglich zu schaffen gemacht haben. Hier kann Spermidin als Korrektiv eine wertvolle Hilfe sein.

So konnten japanische Forscher nachweisen, dass Spermin und Spermidin die Produktion von entzündungsfördernden Zytokinen hemmen.[54] Diese Stoffe spielen im Immunsystem eine zentrale Rolle, weil sie die Bildung von Immunzellen wie etwa Makrophagen und T-Zellen anstoßen, die dann wiederum selbst Zytokine bilden. Dadurch wird gewährleistet, dass die Immunreaktion binnen kürzester Zeit eine enorme Schlagkraft entfalten kann. Das Problem dabei ist, dass dieser sich selbst hochheizende Kreislauf sich zum »Sturm der Zytokine« hochschaukeln kann. Dadurch werden nicht nur Covid-19-Infektionen, sondern auch andere Infektionen wie etwa Sepsis und Grippe so gefährlich.

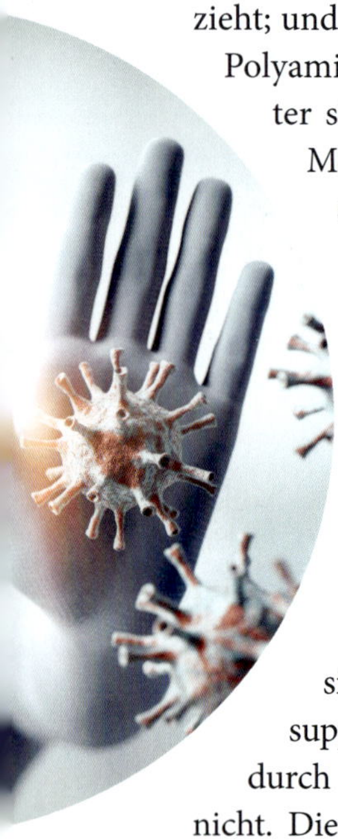

Spermin und Spermidin können nun offenbar verhindern, so das Forscherteam um Kuniyasu Soda von der Jichi Medical University, dass es zu diesem Sturm der Zytokine kommt. Die japanischen Wissenschaftler haben beobachtet, dass Entzündungen eher entgleisen, wenn man den Zellen Spermin und Spermidin entzieht; und dass sie zur Ruhe kommen, wenn man ihnen die beiden Polyamine zuführt. Die genauen chemischen Prozesse dahinter sind außerordentlich kompliziert. Doch ihr prinzipieller Mechanismus liegt eigentlich auf der Hand: Die Polyamine stimulieren die Autophagie, mit der sich eine Zelle selbst von Problemmüll wie Viren oder geschädigten Zellorganellen befreit. Eine Entzündungsreaktion, bei der die Müllbeseitigung unter Einbeziehung von ganzen Organen sowie Blutkreislauf, Lymphsystem und Wasserhaushalt erfolgt, wird dadurch entbehrlich. Sofern eine Zelle ihre Probleme intern – und dann auch noch elegant und mittels Recycling – behebt, braucht sie keine aufwendige Hilfe von außen mehr.

Es kann also gerade in Zeiten wie der Corona-Krise sinnvoll sein, täglich 1–1,5 Milligramm eines Spermidinsupplements zu sich zu nehmen. Eine Garantie, ungeschoren durch die Pandemie zu kommen, hat man dadurch natürlich nicht. Die können noch nicht einmal die Impfstoffe liefern. Aber man weiß ja mittlerweile, dass etwa Menschen mit einer stattlichen Vitamin-D-Versorgung seltener und – wenn doch – schwächer infiziert werden. Für Spermidin kann man Ähnliches vermuten. Noch fehlen aber wissenschaftliche Daten, die das untermauern.

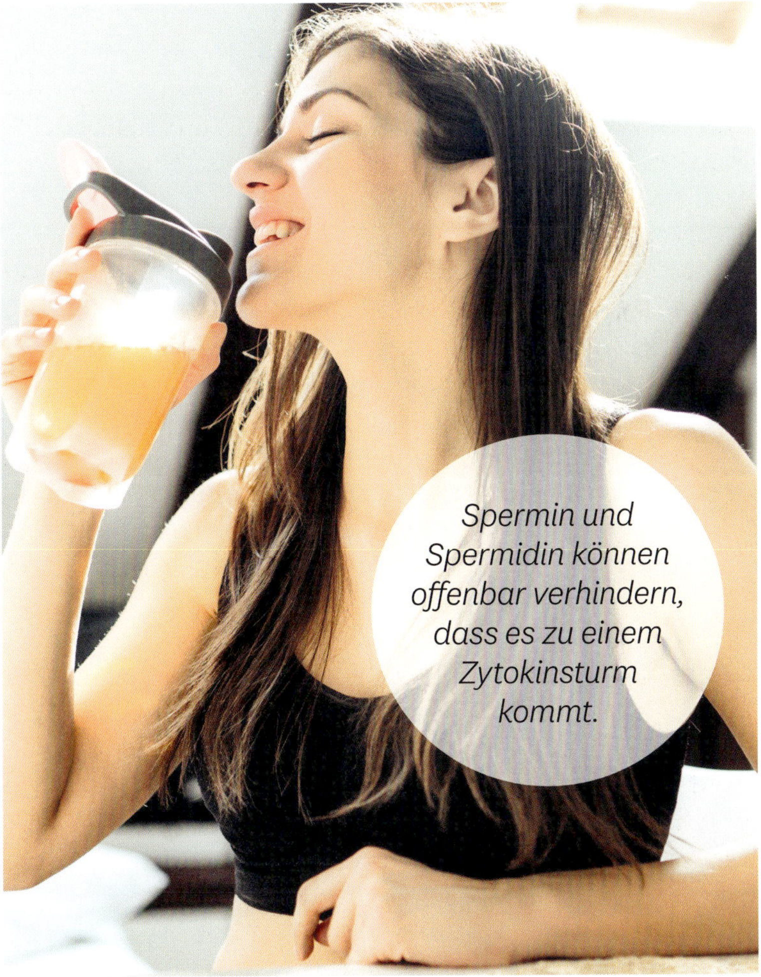
Spermin und Spermidin können offenbar verhindern, dass es zu einem Zytokinsturm kommt.

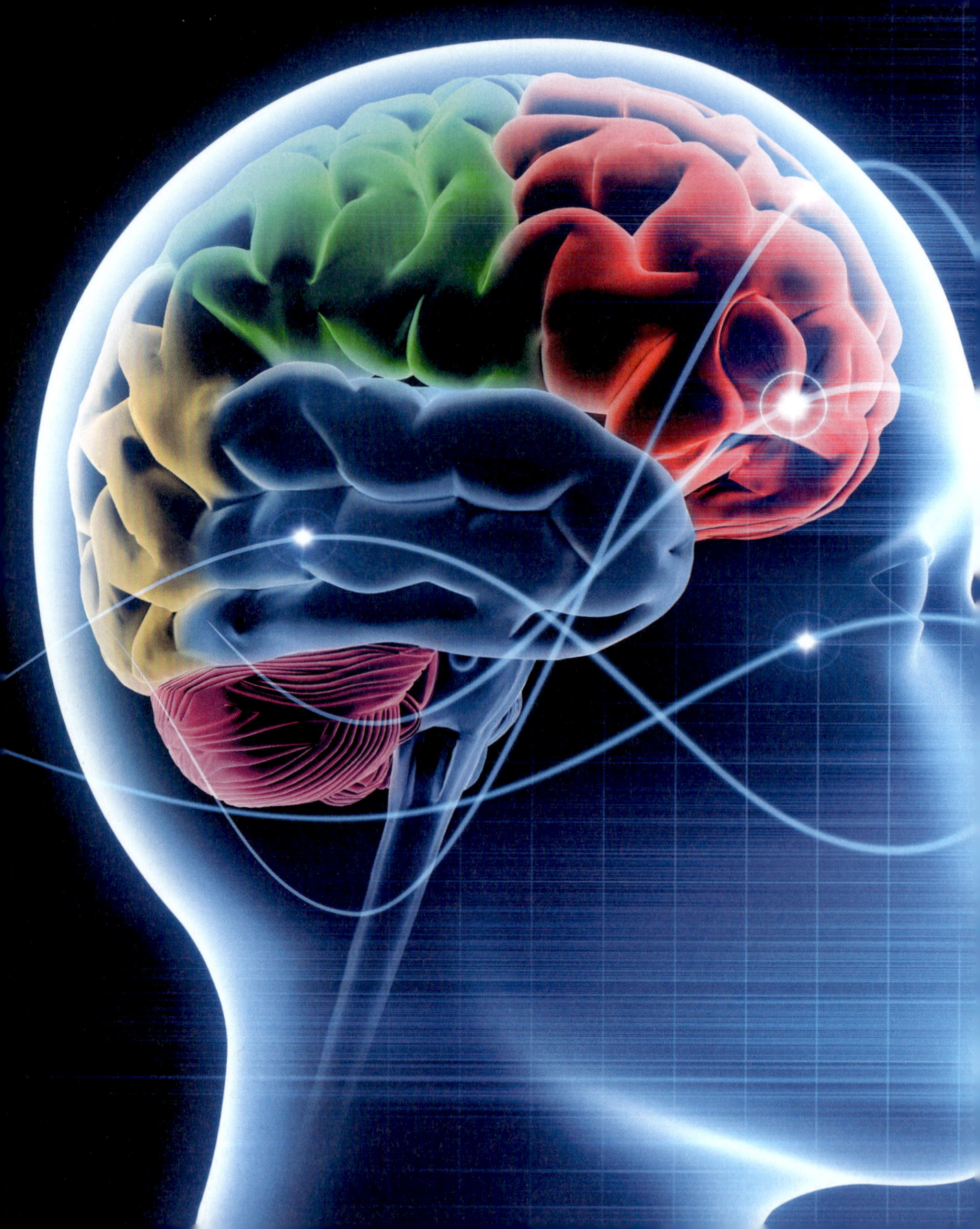

Geistig länger fit: Spermidin fürs **Hirn**

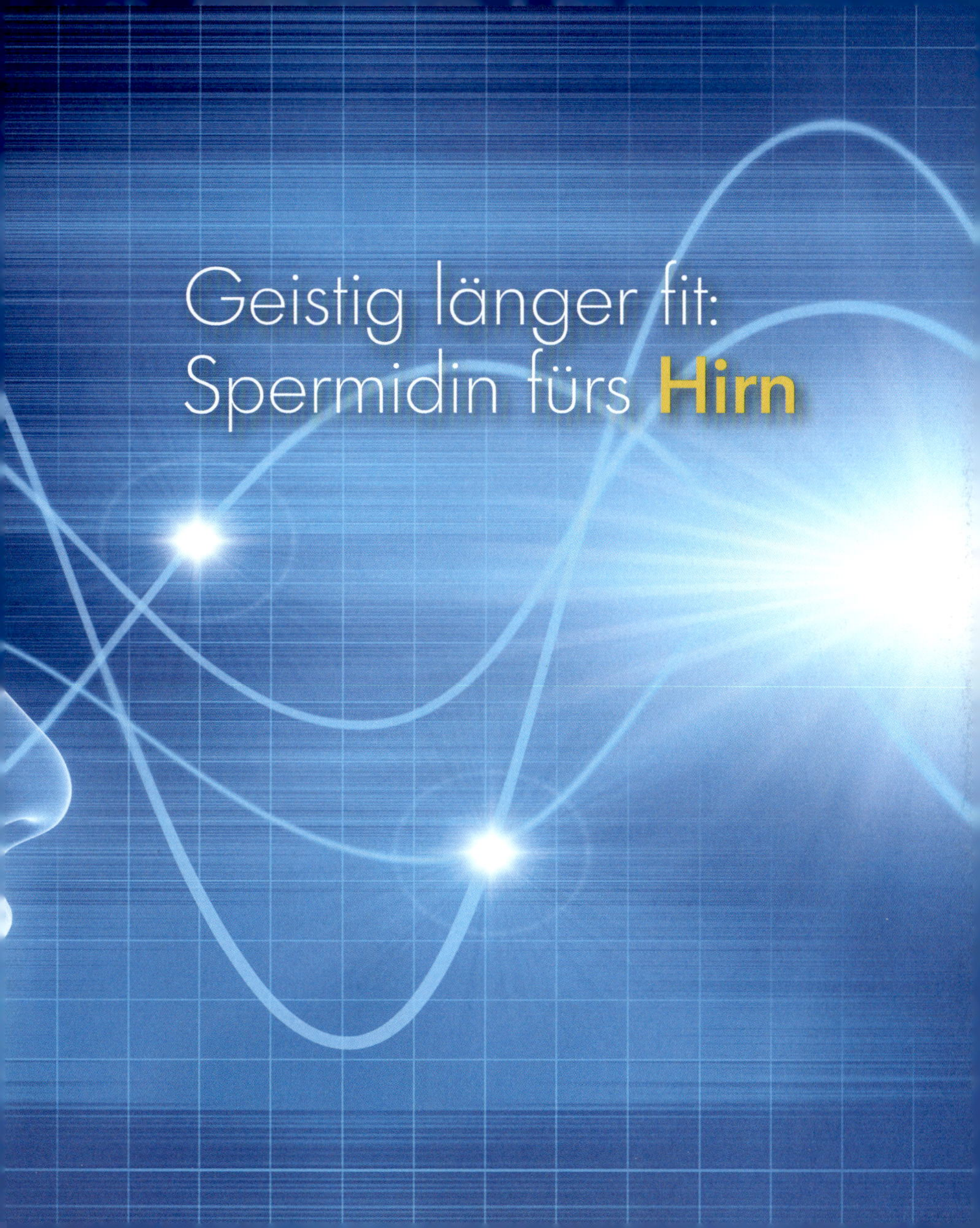

Geistig länger fit: Spermidin fürs Hirn

Alzheimer und andere Demenzerkrankungen nehmen zu. Experten schätzen, dass sich die Zahl der Betroffenen bis 2050 mindestens verdoppeln, möglicherweise sogar vervierfachen wird. Doch bis jetzt scheint nichts wirklich dagegen zu helfen. Bis zum heutigen Tag gibt es trotz weltweiter Forschungen und milliardenschwerer Investitionen keine Therapie, mit der sich der fortschreitende Zerfall im Gehirn stoppen oder gar rückgängig machen ließe.

Die Medizin setzt daher zunehmend auf Maßnahmen zur Prävention. Sie stellt also mehr denn je die Frage, welche Umweltfaktoren, aber auch welche Ernährungsstrategien und Lebensstile vor Demenz schützen könnten. Dabei fällt ihr Blick auch auf Spermidin.

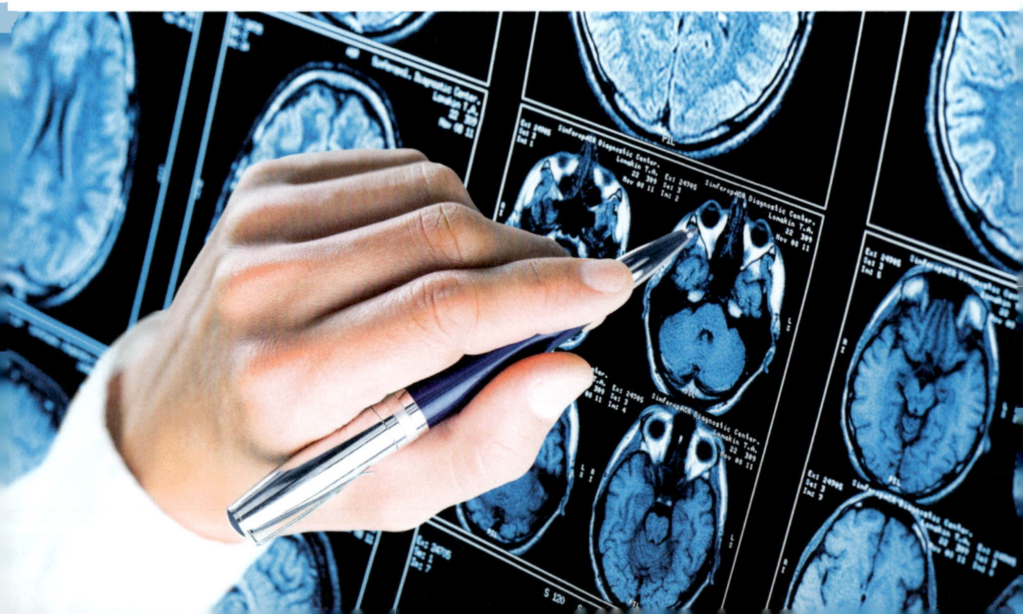

Daten und Fakten zu Alzheimer und Demenz

- In Deutschland leiden knapp 1,6 Millionen Menschen an Demenz. Jedes Jahr treten etwa 300 000 Neuerkrankungen auf.
- Mehr als zwei Drittel der Demenzen sind Folge der Alzheimerkrankheit. Die übrigen Fälle sind vor allem vaskulär bedingt, gehen also auf Durchblutungsstörungen im Gehirn zurück.
- Etwa 70 Prozent der Demenzen im höheren Lebensalter entfallen auf Frauen. Der Hauptgrund dafür liegt darin, dass sie älter werden als Männer.
- Die durchschnittliche Dauer der Alzheimerkrankheit – gerechnet ab der Diagnose – liegt bei 7 Jahren.
- Bis heute gibt es keine ursächliche Alzheimertherapie. Medikamente wie Antidementiva und Antidepressiva können allenfalls im frühen und mittleren Stadium der Erkrankung helfen, die Gedächtnisleistungen möglichst lange zu erhalten und Begleiterscheinungen zu mildern.

Ein zentrales Problem der Alzheimerdemenz besteht darin, dass sich fehlgefaltete Proteine, sogenannte Amyloid-Plaques, in den Hirnzellen ansammeln. Forscher vermuten daher schon länger, dass hier die Autophagie als zellinterne Müllabfuhr gegensteuern könnte. Und genau da besteht dann natürlich die große Chance für einen Autophagiebooster wie Spermidin.

Hirnkraftwerke in Höchstform

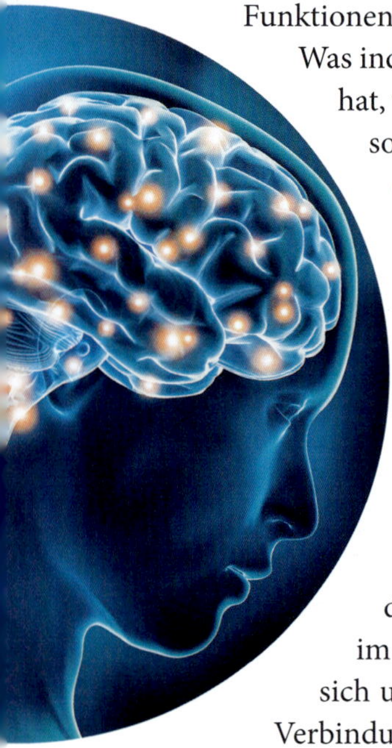

Ein weiterer Wirkansatz des Polyamins besteht darin, dass es die Funktionen der Mitochondrien in den Hirnzellen verbessert. Was indirekt auch mit der gesteigerten Autophagie zu tun hat, weil dabei alte und fehlerhafte Mitochondrien entsorgt und zum Basismaterial für neue Mitochondrien recycelt werden. Gerade für Hirnzellen ist das ein sehr wichtiger Mechanismus, denn Mitochondrien arbeiten als Kraftwerke und damit als Energielieferanten der Zelle. Für hochgradige Energieverbraucher wie die Nervenzellen im Gehirn sind sie sogar noch wichtiger als etwa für unser Bindegewebe oder die weißen Fettzellen, die man in der Biologie gerne dem »Passivgewebe« zurechnet.

Ein dritter Wirkansatz besteht aber auch darin, dass Spermidin die synaptische Plastizität im Gehirn unterstützt. Bei den Synapsen handelt es sich um die Schaltstellen, über die unsere Neuronen in Verbindung stehen. Wobei hier die Präsynapsen als chemischer Signalsender den Postsynapsen als chemische Signalempfänger gegenüberstehen. Mittlerweile ist bekannt, dass es um die synaptische Plastizität und damit für unser Lernvermögen umso schlechter aussieht, je größer die präsynaptischen Strukturen sind. Man kann sich das so vorstellen wie bei Hammer und Amboss: Ist der Hammer im Verhältnis zum Amboss zu groß, fällt das Ausfüh-

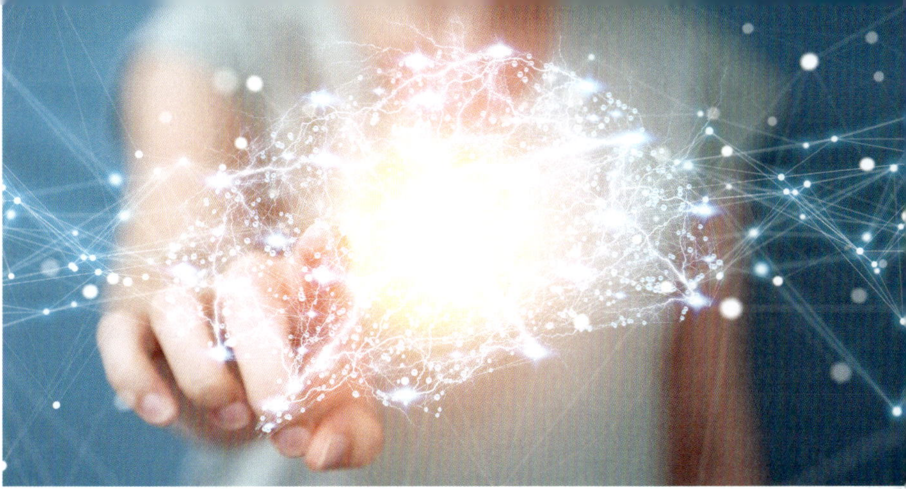

ren präziser Schläge deutlich schwerer. Der Hammer wird immer mal wieder links und rechts abrutschen, und so ist es auch bei übergroßen Präsynapsen im Verhältnis zu den signalempfangenden Postsynapsen: Es geht einfach viel an Power und Präzision verloren, die Erinnerung wird schwammig und lückenhaft. Und mit zunehmendem Alter passiert das eben immer häufiger.

Es sei denn, man steuert mit Spermidin dagegen. Das Polyamin regt nämlich die Autophagie in den Präsynapsen an, mit der Folge, dass sich dort weniger Müll ansammelt und sie sich weniger pathologisch aufblähen. Ein Forscherteam um Stephan Sigrist von der Freien Universität Berlin konnte zeigen, dass man mit einer Spermidinfütterung die präsynaptischen Strukturen und damit auch die Gedächtnisleistungen von Fruchtfliegen auf dem Niveau von jungen Tieren stabilisieren kann.[55] Werden also Fruchtfliegen mit Spermidin gefüttert, entgehen sie mehr oder weniger dem weit verbreiteten Gedächtnisverlust des Alters. Es wäre natürlich eine Sensation, wenn das auch beim Menschen klappen würde.

Wie testet man eigentlich das Gedächtnis von Fruchtfliegen?

Vielen von uns dürfte die Fruchtfliege *Drosophila* noch aus der Schule bekannt sein, weil sie als genetisches Studienobjekt geradezu unübertroffen ist. So kann man an ihr wunderbar den Wankelmut genetischer Veränderungen beobachten, beispielsweise an der Augenfarbe – und so manchem Exemplar wächst auch mal ein Bein aus dem Auge heraus. Doch als Insekt ist die Fruchtfliege nicht nur zappelig und klein, auch ihr Gehirn ist geradezu winzig. Wie will man dann an so einem Tier einen vernünftigen Gedächtnistest durchführen?

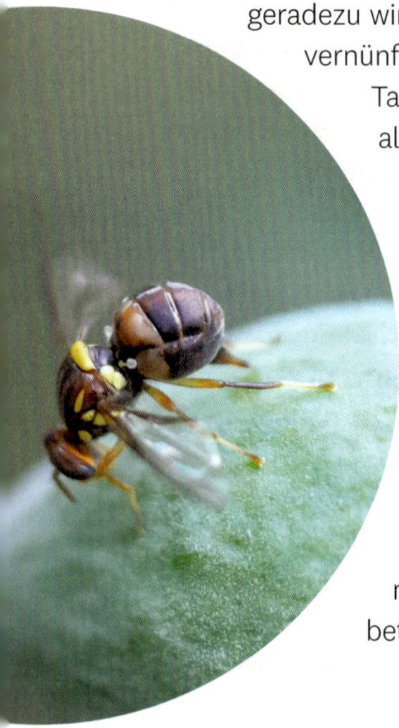

Tatsächlich kann *Drosophila* sehr effizient lernen, also neue Gedächtnisinhalte ausbilden. Wenn man ihr beispielsweise bei einem bestimmten Geruch ständig eine Belohnung gibt – in der Regel ist das Zucker –, fliegt sie danach gezielt zu der Stelle, wo der Geruch verbreitet wird. Man kann ihr aber auch einen kleinen Elektroschock im Zusammenhang mit einer bestimmten Duftnote verabreichen. In diesem Falle wird der Effekt negativ sein – und die Fliege wird fortan den betreffenden Geruch meiden. Vorausgesetzt, ihr Gedächtnis funktioniert. Falls nicht, wird die Fliege den betreffenden Geruch weder suchen noch meiden.

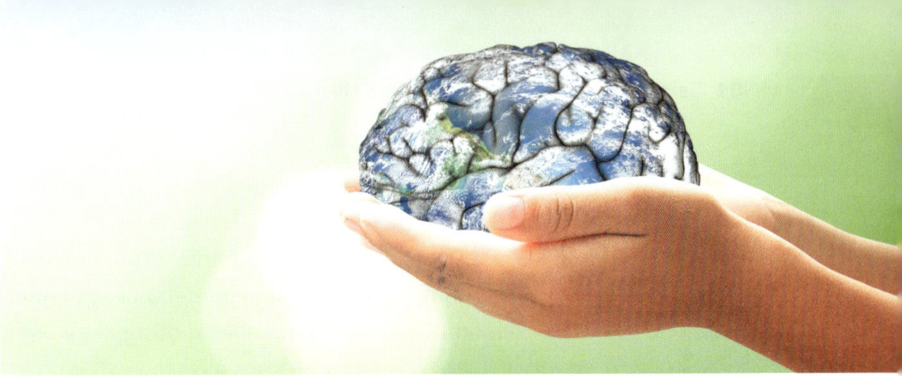

Dass dies durchaus so sein könnte, belegt eine Auswertung der Daten, die Sigrist in Zusammenarbeit mit Frank Madeo und anderen Forschern bei der sogenannten Bruneck-Studie durchgeführt hat.[56] Bruneck ist eine Stadt im italienischen Teil Südtirols, und dort werden tausend Einwohner seit 1990 im 5-Jahres-Rhythmus untersucht, um mehr über die Ursachen und Risikofaktoren von schweren und tödlichen Erkrankungen wie Herzinfarkt, Schlaganfall und eben der Alzheimerdemenz zu erfahren – und dazu wird auch ihr Ernährungsstil erfasst. Die Forscher wählten ein Kollektiv von etwa 800 Probanden aus, das 1995 kognitiv normal leistungsfähig war. In den folgenden 5 Jahren wurde ihre kognitive Entwicklung anhand von Testbögen erfasst, in denen das Gedächtnis, die Sprachkompetenz und die planerischen Fähigkeiten abgeklopft wurden. Parallel dazu wurde die Ernährung der Probanden erfasst, um auf ihre tägliche Spermidinzufuhr schließen zu können.

Es zeigte sich: Jene Probanden, die 1995 am meisten Spermidin aufgenommen hatten, zeigten über die folgenden 5 Jahre hinweg die geringsten kognitiven Einbußen. Am stärksten war dieser Zusammenhang beim Gedächtnis und den planerischen Fähigkeiten. »Außerdem war er bei Frauen und Männern gleichermaßen feststellbar und blieb auch innerhalb verschiedener Altersgruppen und Kategorien konsistent«, betonen die Studienautoren.

In einer anderen Studie verabreichte man dreißig Probanden im Alter von 60 bis 80 Jahren, die bereits Anzeichen einer sich entwickelnden Demenz zeigten, entweder ein spermidinreiches Weizenkeim-Extrakt oder aber ein wirkungsloses Placebo.[57] 3 Monate später zeigte die Spermidingruppe in puncto kognitiver Leistungsfähigkeit einen deutlichen Vorsprung gegenüber der Placebogruppe.

Lecker – und gut fürs Gedächtnis

Einen etwas anderen, eleganteren und auch genussvolleren Weg ging eine Studie der Fachhochschule Wiener Neustadt unter der Leitung von Thomas Pekar.[58] Hier stellte man die Ernährung von 85 Pflegeheimbewohnern für die Dauer von 3 Monaten um, indem man sie an 6 Tagen pro Woche Kornsemmeln und Kornspitz frühstücken ließ, in die man Weizenkeime eingearbeitet hatte. Dadurch enthielt jedes dieser Gebäckstücke 3,3 Milligramm Spermidin. Um die kognitive Leistungsfähigkeit der Senioren zu testen, wurde zu Beginn und am Ende der Studie ein sogenannter »CERAD-Plus-Test« durchgeführt, der verschiedene kognitive Fähigkeiten prüfen sollte. Außerdem wurde den Probandinnen und Probanden während der 3 Monate viermal Blut für die Bestimmung der Spermidinkonzentration abgenommen.

Im Ergebnis zeigte sich, dass die angereicherten Gebäckstücke zu einem deutlichen Spermidinanstieg im Blut der Pflegeheimbewohner führten. Womit noch einmal gezeigt wird, wie hoch die Bio-

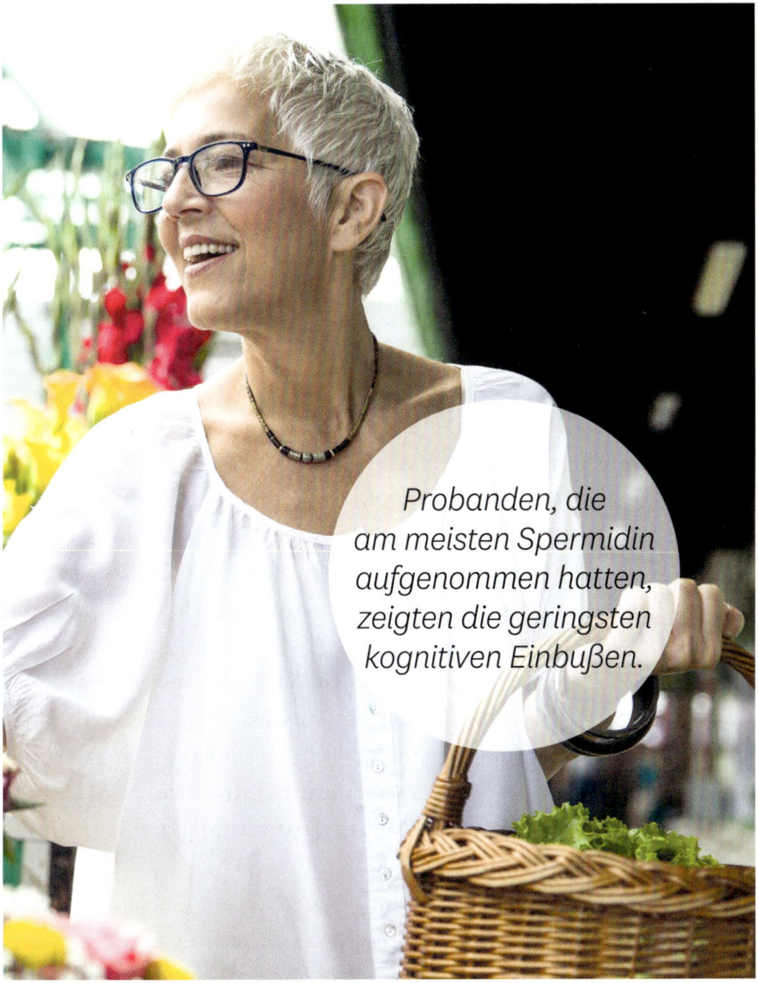
Probanden, die am meisten Spermidin aufgenommen hatten, zeigten die geringsten kognitiven Einbußen.

verfügbarkeit des Polyamins ist, und wie einfach es eigentlich ist, seinen Level zu erhöhen. Einige der Senioren verputzten in dem 3-monatigen Versuchszeitraum knapp achtzig Kornsemmeln oder Kornspitzstücke. So etwas macht man nur, wenn es schmeckt!
Ein weiteres Ergebnis war, dass die Spermidinzufuhr zu einer deutlichen Verbesserung der kognitiven Fähigkeiten führte. Je mehr von den angereicherten Kornsemmeln oder Kornspitzstücken gegessen wurden, umso besser. Wer hingegen kein spermidinreiches Gebäck verzehrte, bei dem ging es kognitiv spürbar bergab. Und das innerhalb von gerade mal 3 Monaten!

Das Kornspitz-Rezept für das bessere Gedächtnis

Zutaten:
400 g Weizenvollkornmehl
400 g Roggenvollkornmehl
200 g Weizenkeimmehl
1 Würfel Hefe, 42 g
1 EL Salz
2 EL Essig
2 EL Kümmel- oder Sesamsamen
1 EL Honig
2 EL Butter
3 EL Olivenöl
750 ml Wasser

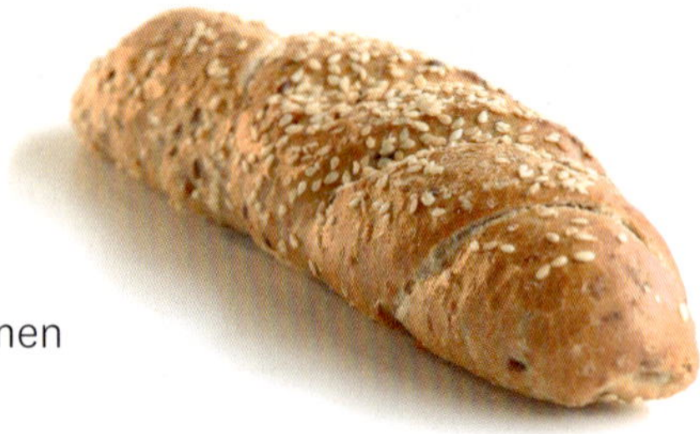

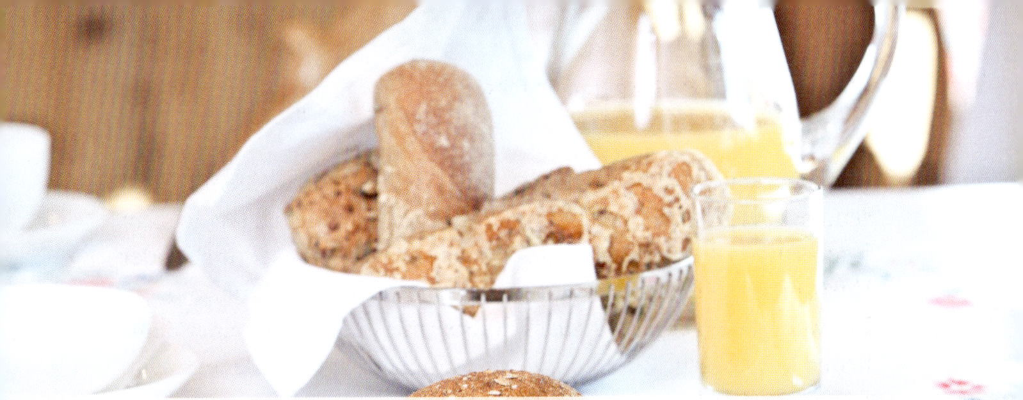

Zubereitung:

Weizenvollkorn- und Weizenkeimmehl in eine große Schüssel geben, in der Mitte eine Vertiefung formen und darin aus Hefe, ¼ Liter Wasser und Mehl einen Vorteig zubereiten. Zugedeckt 15 Minuten an einen warmen Ort stellen.
Danach die restlichen Zutaten dazugeben und 10 Minuten zu einem elastischen Teig kneten. Zudecken und mindestens eine Stunde ruhen lassen, bis die Teigmenge deutlich größer geworden ist.

Den Teig nun auf einer bemehlten Fläche in kleine Portionen teilen, um dann die typischen Spitzstangen zu formen. Dafür die Portionen etwas ausrollen und wie einen Strudel aufrollen. Anschließend die Spitzstangen mit Wasser bestreichen und mit Sesam oder Kümmel bestreuen (eventuell die Körner etwas hineindrücken, damit sie besser haften).

Das geformte Gebäck auf ein gefettetes Blech setzen und nochmals 15–20 Minuten zugedeckt ruhen lassen. In der Zwischenzeit den Backofen auf 225 °C vorheizen. Bei dieser Temperatur wird schließlich 18–20 Minuten lang gebacken.

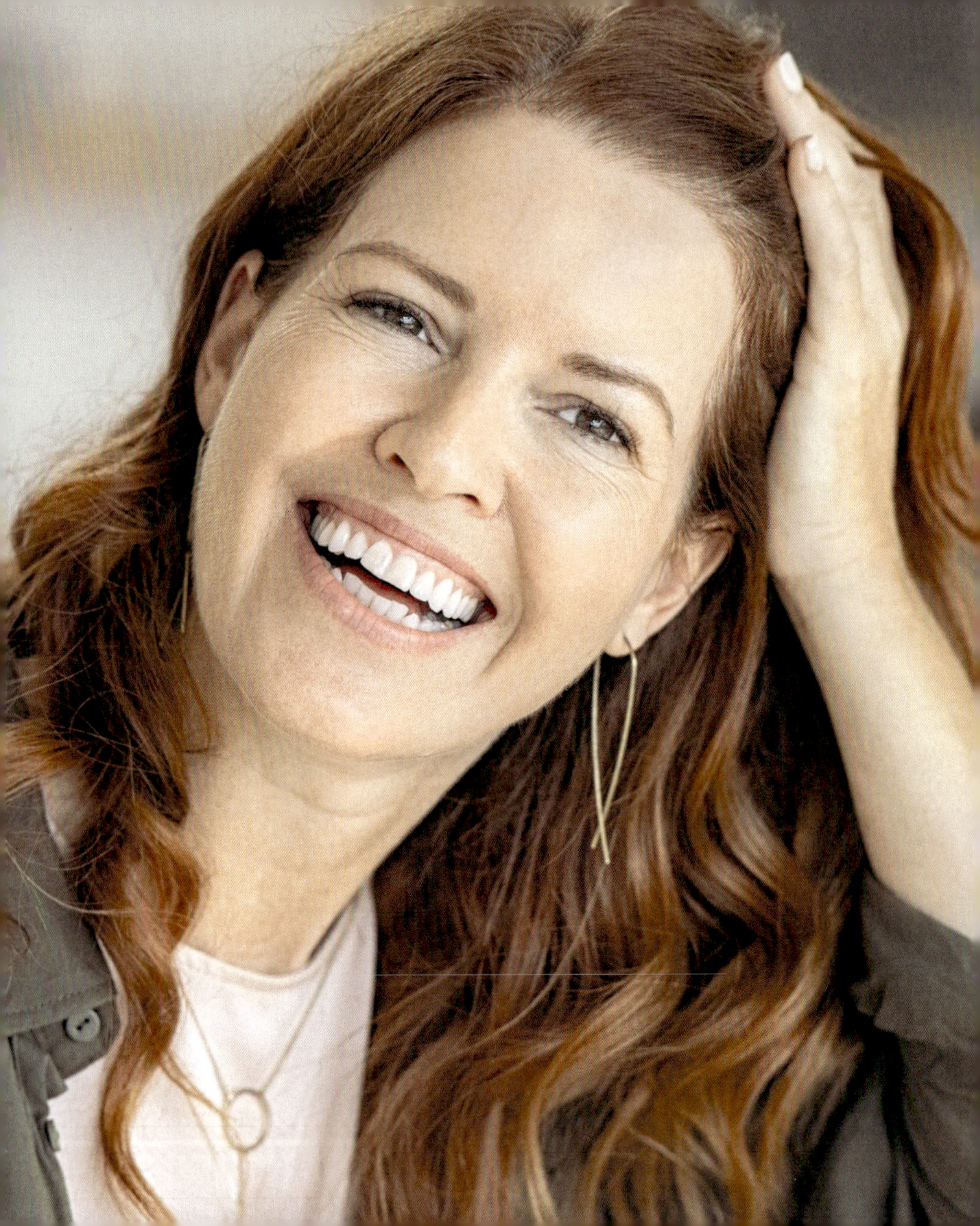

Anti-Aging: Länger leben mit Spermidin

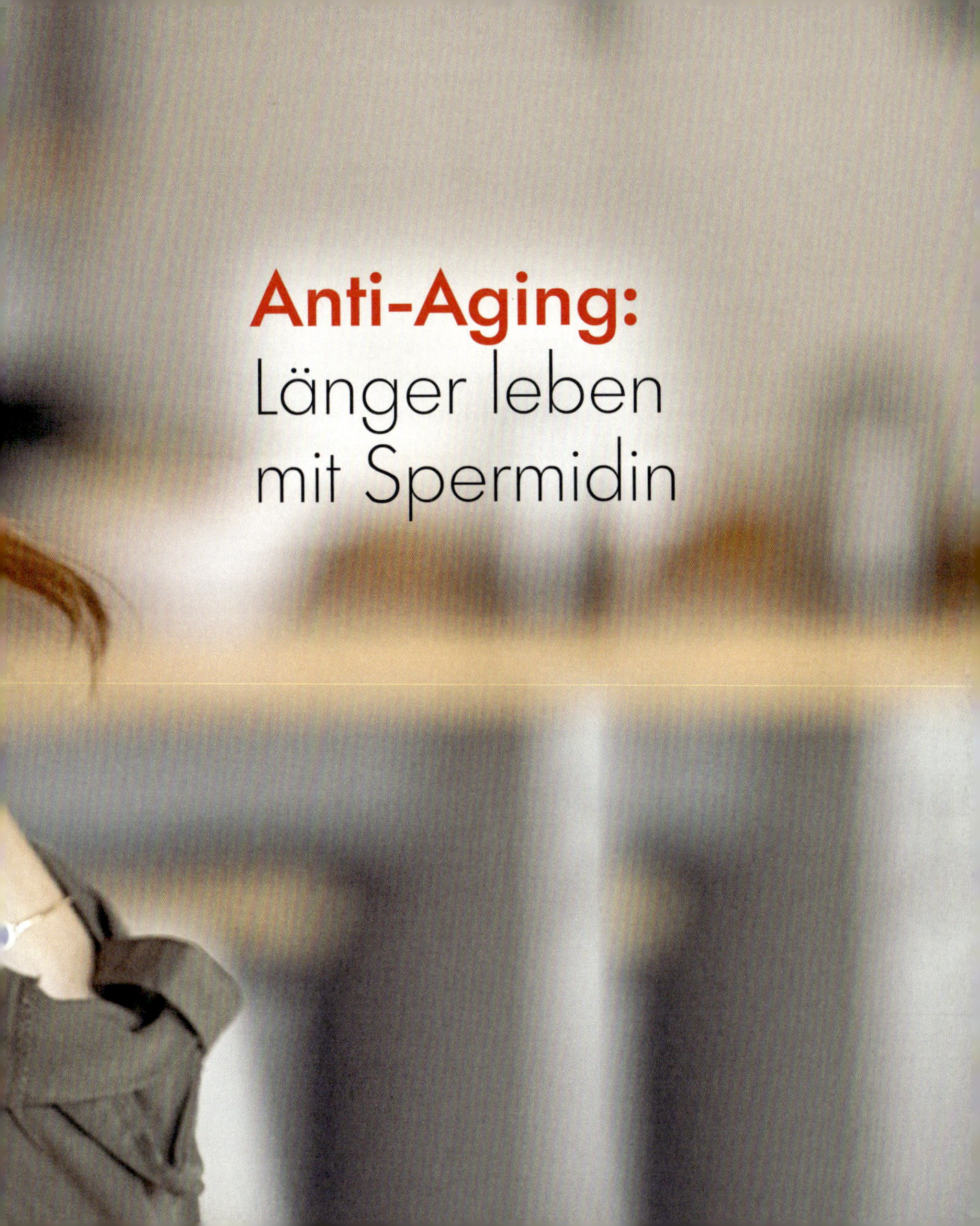

Anti-Aging: Länger leben mit Spermidin

Die meisten von uns dürften es schon im Biologieunterricht gelernt haben: Jede Zelle enthält einen Chromosomensatz, in dem ein Großteil der Erbinformation in Form von DNA gespeichert ist. Doch was eher wenige wissen: Unser Erbgut muss geschützt werden, damit unsere Zelle ordnungsgemäß funktionieren kann. Dabei übernehmen die Enden der Chromosomen, die Telomere, eine Schlüsselrolle. Man kann sie sich wie die Kappen an einem Schnürsenkel vorstellen: Ohne sie fransen die Enden aus, und schließlich ist der komplette Schnürsenkel kaputt.

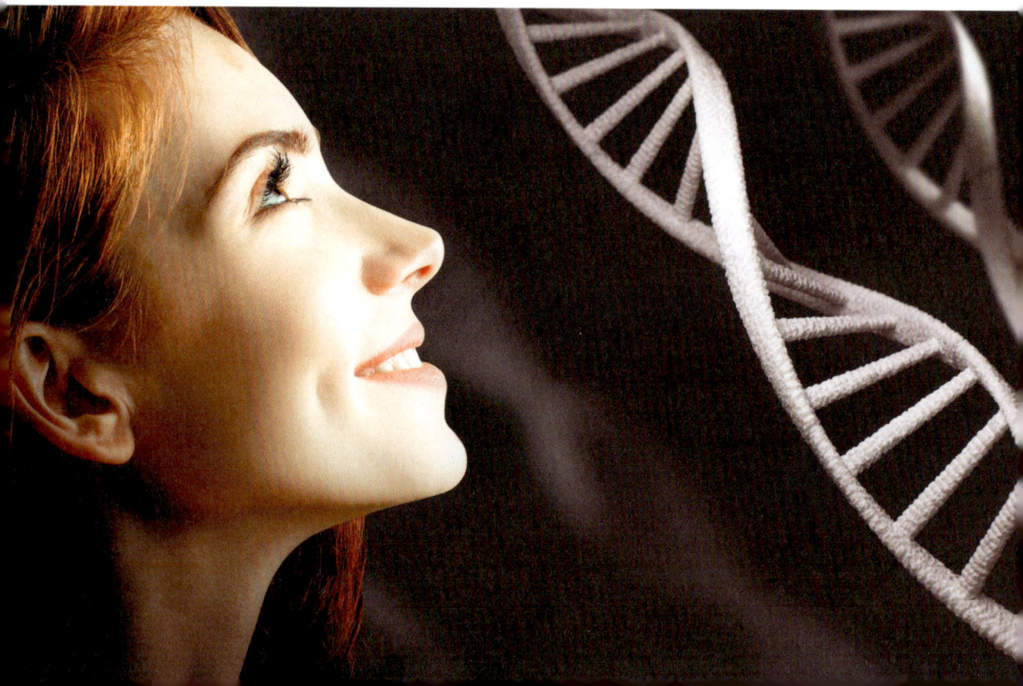

Das klingt nach einem ausgeklügelten Prinzip, und das ist es auch. Aber es währt nicht ewig. Die Telomere werden nämlich mit jeder Zellteilung immer kürzer, bis sie schließlich so weit verkürzt sind, dass sie die Chromosomen nicht mehr schützen können. Diese senden daraufhin Signale aus, die für einen Teilungsstopp der Zelle sorgen. Diesen Zustand bezeichnet man als »Seneszenz«, und mit fortschreitendem Alter gibt es immer mehr seneszente Zellen, die mit dem Verlust der Teilungsfähigkeit nichts mehr zur Verjüngung des Gewebes beitragen können, in dem sie sich befinden. Mit der Konsequenz, dass dieses Gewebe zum Krebs entartet oder aber so massiv verloren geht, dass schließlich ganze Organe ausfallen. Was in Bezug auf solch wichtige Organe wie Herz und Nieren ziemlich schlechte Nachrichten sind. Spätestens hier ist dann in der Regel Schluss – und wir sterben.

Es gibt also Gründe genug, die Länge der Telomere möglichst zu erhalten, und das so lange wie möglich. Doch wie? Eine Option besteht in der erhöhten Zufuhr von Spermidin.

Die Gene spielen nur wenig mit

Ist die Lebenserwartung angeboren? Oder kann sie durch unseren Lebensstil wirklich maßgeblich beeinflusst werden? Wissenschaftlern zufolge haben Gene nur einen Anteil von 30 Prozent an der Lebenserwartung. Was im Umkehrschluss bedeutet, dass 70 Prozent von Lebensumständen abhängen, die nicht genetisch determiniert sind.

Die Alten vom Pustertal

Das Pustertal in Südtirol ist ein schöner Ort. Es gibt dort jede Menge Grün, eine malerische Alpenidylle, gute Luft und relativ viel Sonne. Der Sage nach soll dort ein Riese namens Haunold einen feindlichen Hunnenfürsten besiegt und danach das Kloster Innichen errichtet haben. Als er fertig war, verschmolz er mit einem Berg, der heute auch den Namen des Riesen trägt. Haunold existiert also immer noch, und vermutlich noch viele 1000 Jahre. Er wollte eben einfach nicht weg – das Pustertal ist zu schön, dort will man bleiben, solange es geht.

Und genauso geht es auch den Einwohnern des Tals. Es gibt dort nur wenig Fluktuation, die meisten Menschen bleiben, wo sie sind. Sie pflegen einen gesunden Lebensstil, gehen wandern und Skifahren; so sieht man nicht selten 80-Jährige die Hänge des Pustertals hinabwedeln.

Für medizinische Langzeitstudien sind solche Verhältnisse ideal. Man hat eine homogene und stabile Gruppe von Menschen, die alle genetisch ähnlich ausgestattet sind und unter annähernd gleichen Bedingungen leben. Wenn bestimmte Menschen nur ein wenig davon abweichen und dann noch kürzer oder länger leben, kann man mit ziemlicher Sicherheit sagen, dass es eben an ihrer kleinen Abweichung liegt. Dadurch kann man verlässliche Schlüsse daraus ziehen, was gesund und lebensverlängernd oder umgekehrt ungesund und lebensverkürzend ist.

Man kann sich deshalb leicht vorstellen, wie glücklich die Mediziner Johann Willeit und Friedrich Oberhollenzer waren, als sie

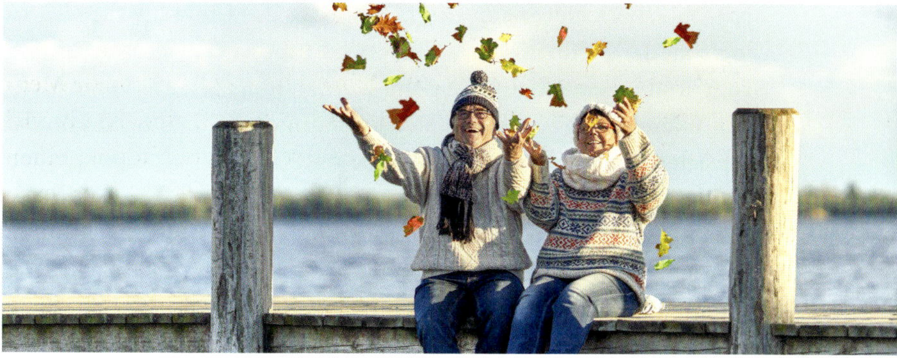

1990 damit begannen, in der Pustertaler Hauptstadt Bruneck das Leben und Sterben von tausend Einwohnern im Alter von 40 bis 79 Jahren zu protokollieren, mitsamt ihren Krankheiten, Todesfällen und Lebensgewohnheiten, wie etwa der Ernährung. Diese unter dem Namen »Bruneck-Studie« bekannte Untersuchung läuft bis heute, wobei nur noch 350 der 1990er-Probanden am Leben sind, die anderen wurden sukzessive ersetzt.

Wir haben eine der rund 150 Forschungsarbeiten, die aus den Bruneck-Daten hervorgegangen sind, bereits im Kapitel »Geistig länger fit: Spermidin fürs Hirn« (ab Seite 178) kennengelernt. Zu den vielfältigen Forschungen gehören aber auch Untersuchungen dazu, wie die Telomere als »Schnürsenkelkappen« am Ende der Chromosomen mit der Entstehung von Krankheiten und der Lebenserwartung zusammenhängen. »Durch die Bruneck-Daten konnten wir beispielsweise zeigen, dass eine kürzere Telomer-Länge mit einem erhöhten Risiko für Gefäß- und Krebserkrankungen einhergeht«, berichtet Stefan Kiechl, Direktor der Uniklinik für Neurologie an der Medizinischen Universität Innsbruck. Gesunde Ernährung und regelmäßige Bewegung würden hingegen die Verkürzung der Telomere verzögern. »Unter bestimmten Bedingungen können sie sich sogar wieder verlängern«, betont Kiechl.

Eine dieser Bedingungen ist offenbar Spermidin, wie Kiechl zusammen mit anderen Forschern in einer Studie nachweisen konnte.[59] Hierfür hatte man knapp 830 Brunecker Frauen und Männer über einen Zeitraum von 20 Jahren regelmäßig zu deren Ernährungsgewohnheiten im Hinblick auf spermidinreiche Nahrungsmittel abgeklopft. Am Ende der Studie waren 341 der Probanden gestorben. 50 Prozent davon hatten sich relativ spermidinarm ernährt (weniger als 9,1 Milligramm pro Tag), aber nur 30 Prozent relativ spermidinreich (mehr als 11,7 Milligramm pro Tag). Der Überlebensvorteil von spermidinreicher im Vergleich zu spermidinarmer Ernährung betrug etwa 5 Jahre.

Als Hauptursache für diesen Vorteil sieht Kiechl, dass Menschen mit hoher Spermidinzufuhr oft über längere Telomere verfügen als andere. Sie erkranken dadurch seltener an den Blutgefäßen und auch seltener an Krebs, also jenen Erkrankungen, die bekanntermaßen das Leben deutlich verkürzen können. Eine Bestätigung findet diese Theorie in einer aktuellen Studie, die von einem Team aus deutschen, österreichischen und russischen Forschern durchgeführt worden ist.[60]

Als Probanden diente den Wissenschaftlern eine Gruppe von 17 Monate alten Seniorenmäusen, die entweder Wasser mit einem Gramm Spermidin pro Liter oder aber reines Wasser erhielten.

Als weitere Kontrollgruppe dienten jüngere Mäuse im Alter von 6 Monaten, die ebenfalls nur normales Wasser bekamen. Der Versuch dauerte 6 Monate lang.

Am Ende zeigten die Spermidinmäuse beachtliche Anti-Aging-Effekte. »Sie hatten deutlich weniger Nieren- und Leberschäden und eine bessere, leistungssteigernde Glukoseversorgung im Gehirn«, berichtet Studienleiter Evgeni Ponimaskin vom neurophysiologischen Institut der Medizinischen Hochschule Hannover. Mit anderen Worten: Um die Gesundheit zentraler Organe war es bei den Spermidinnagern deutlich besser bestellt als in der gleich alten Kontrollgruppe, und kognitiv dürften sie aufgrund der besseren Energieversorgung im Hirn auch leistungsfähiger gewesen sein. Auch der altersbedingte Haarverlust – ja, selbst Mäuse mit ihrem Fell bleiben davon nicht verschont! – fiel geringer aus. »Sie hatten deutlich weniger kahle Stellen auf dem Rücken«, so Ponimaskin.

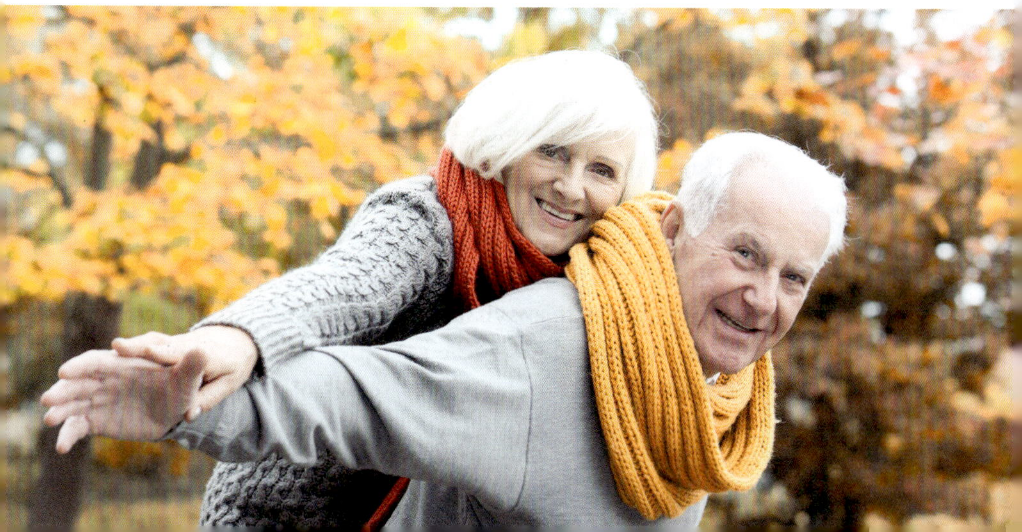

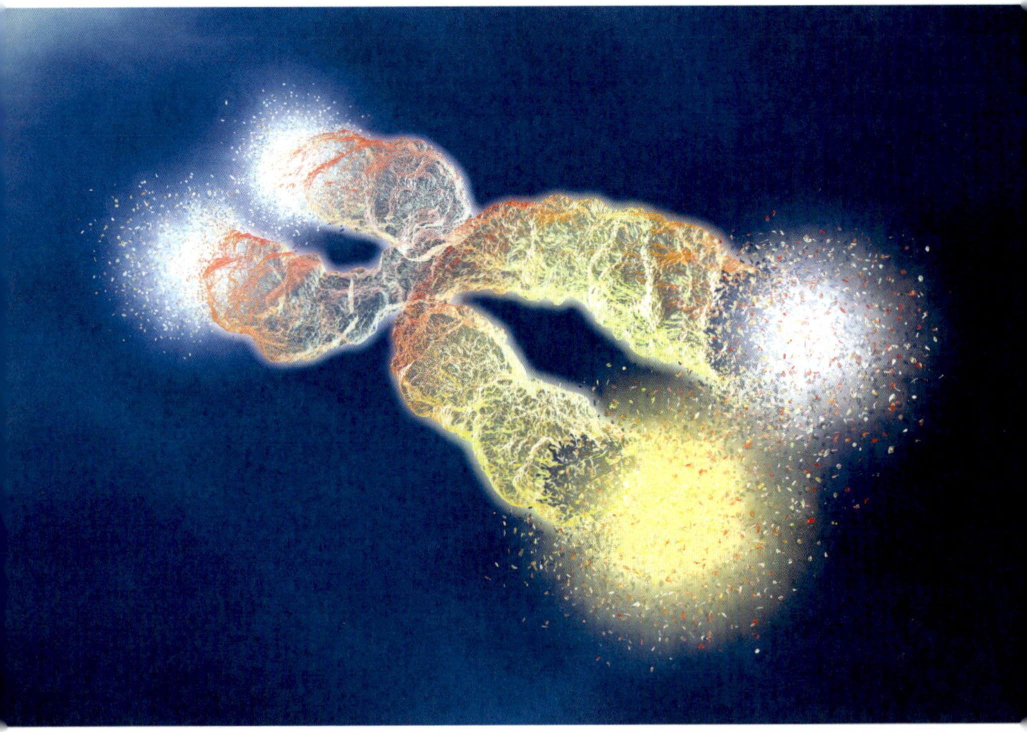

Lange Telomere dank Spermidin

Besonders interessant ist jedoch das, was die Forscher in den Herzen der Tiere vorfanden. Die dortigen Telomere waren bei den Spermidintieren erheblich länger als bei den Altersgenossen, die ohne das Polyamin in ihrem Wasser auskommen mussten. »Sie waren ähnlich lang wie bei den jungen, lediglich 6 Monate alten Tieren«, so Ponimaskin. Was in der Tat ein beachtlicher Anti-Aging-Effekt ist. Man stelle sich vor, ein 60-jähriger Mensch hätte die gleichen Telomerlängen wie ein 20-jähriger! Dann wäre man ungefähr bei dem Anti-Aging-Effekt, den man an den Telomeren der Spermidinmäuse gefunden hat. Natürlich muss man vorsichtig sein, wenn man die Ergebnisse von Laborexperimenten an Nagetieren eins zu eins auf den Menschen überträgt. Doch Ponimaskin hält es für wahrscheinlich, dass eine Spermidinzufuhr, weil sie die Telomere bewahrt, als Nahrungsergänzung auch den Menschen vor altersbedingten Krankheiten schützt.

Bleibt die Frage, wie das Polyamin zur Länge der schützenden Chromosomenkappen beiträgt. Dazu gibt es vor allem zwei Theorien. Die eine: Polyamine sind schon länger dafür bekannt, sich wie ein Imprägnierspray auf die sogenannten G-Quadruplexe zu legen – und diese Nukleinsäuresequenzen mit ihrem hohen Guaningehalt sammeln sich besonders an den Chromosomenenden, also den Telomeren. Darüber hinaus gilt gerade Spermidin als wirksamer Radikalfänger an den Chromosomen, es schützt sie also vor den Attacken aggressiver Sauerstoffverbindungen. »Außerdem aktivierte es andere Antioxidantien wie Superoxiddismutase und Glutathion«, betont Ponimaskin.

Nicht vergessen werden sollte, dass die Telomere ja nicht einfach vom Himmel fallen. Zu ihrer Herstellung braucht man ein Enzym namens Telomerase – und das tritt deutlich fleißiger in Aktion, wenn es Spermidin an seiner Seite hat. Vermutlich hat dies aber auch mit den antioxidativen Eigenschaften von Spermidin zu tun.

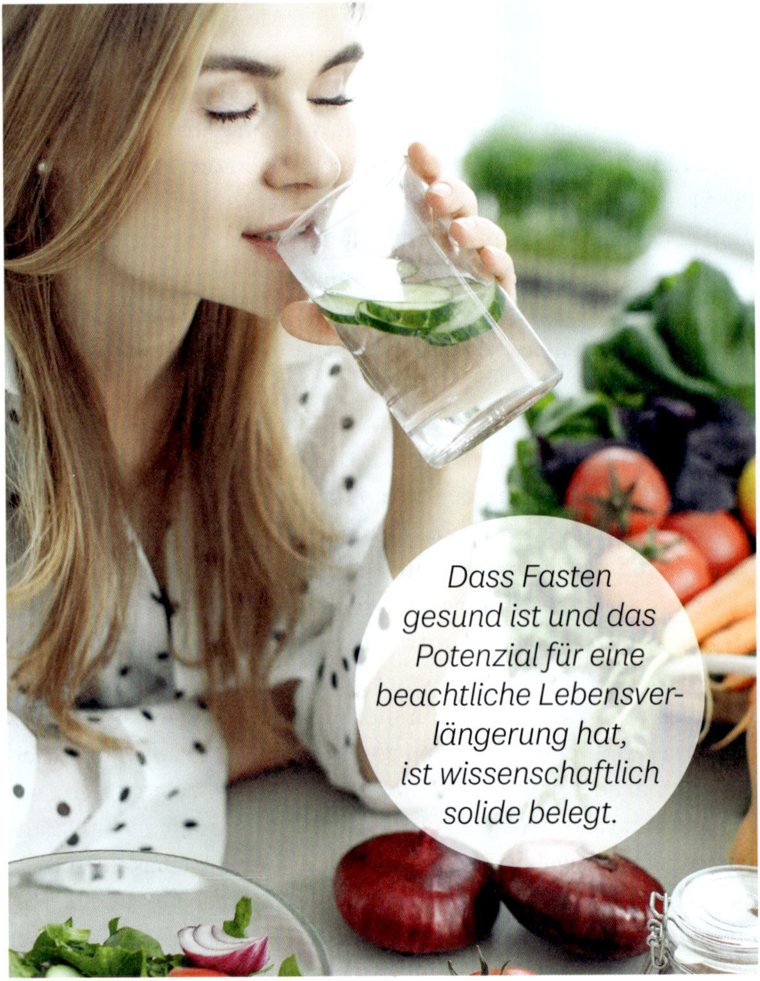
Dass Fasten gesund ist und das Potenzial für eine beachtliche Lebensverlängerung hat, ist wissenschaftlich solide belegt.

Fasten-Mimikry – oder doch lieber gleich echtes Fasten?

Ein weiterer lebensverlängernder Effekt kommt aber auch dadurch zustande, dass Spermidin ein Autophagiebooster ist. Es aktiviert die Selbstreparatur- und Recyclingprozesse in den Zellen, was für die Prävention und Therapieunterstützung von Erkrankungen wie Demenz, Parkinson, Diabetes und Infarkten extrem wichtig ist. Wir haben über diesen Aspekt schon öfter gesprochen. Spermidin wirkt eben auch dadurch lebensverlängernd, dass es vor lebensverkürzenden Krankheiten schützt.

Die Basis dieses Effekts ist der, dass Spermidin unseren Körper ans Fasten erinnert. Er glaubt, dass zu wenig zu essen da ist und bedient sich daher am internen Zellschrott – mit dem Zusatzeffekt, dass dabei eben auch noch eine sehr effektive Müllbeseitigung stattfindet. Spermidin wird daher auch gerne als »Fasten-Mimikry« bezeichnet. Womit wir nun am Schluss bei der Frage aller Fragen angelangt sind: Warum Spermidin, wenn man den gleichen Effekt auch durch Fasten erreichen kann? In Okinawa hält man sich schon seit Langem an den Satz: »Hara hachi bu«. Iss, bis acht von zehn Teilen in dir voll sind! Mit der Folge, dass die Inselgruppe im Süden Japans geradezu ein Methusalem-Paradies ist. An der University of Wisconsin ließ man 38 Rhesusaffen 70–80 Prozent weniger essen, als sie sonst gewohnt waren. Sie bekamen dreimal seltener schwere Krankheiten wie etwa Diabetes und Krebs, und sie lebten 2–4 Jahre länger als ihre normal verköstigten Artgenossen. Rechnet man das auf die Lebensspanne eines Menschen um, käme man auf einen Unterschied von bis zu 8 Jahren.

Ob Fasten am Ende wirklich das Leben um 8 Jahre verlängert, ist fraglich. Nicht nur, weil man wissenschaftliche Erkenntnisse ohne Abstriche vom Affen nicht auf den Menschen übertragen sollte. Sondern auch, weil die Tiere einem systematischen Nahrungsentzug im Labor unterzogen wurden, der nur wenig mit den realen Lebensbedingungen eines Menschen zu tun hat. Aber *dass* Fasten gesund ist und das Potenzial für eine beachtliche Lebensverlängerung hat, ist wissenschaftlich solide belegt. Darin liegt sicherlich ein Königsweg zu Gesundheit und einem langen Leben.

Es gibt aber einen Haken an diesem Königsweg: Er erfordert Verzicht. Man muss schon die eine oder andere Mahlzeit weglassen, und das fällt vielen Menschen schwer. Einerseits, weil sie das Gefühl des Hungerns nicht aushalten können. Andererseits, weil sie generell den Verzicht nicht ertragen können beziehungsweise nicht ertragen *wollen*. Ein anderer Grund könnte sein, weil sie glauben, im Berufsleben oder beim Sport nicht mehr ihre volle Leistung abrufen zu können, wenn sie sich nicht lückenlos mit Kalorien versorgen (was übrigens totaler Humbug ist!). Jedenfalls schaffen es nur wenige, sich zum Fasten – egal, ob intervallmäßig oder über mehrere Wochen – durchzuringen. Hier kommt Spermidin ins Spiel. Mit ihm kann man von den gesundheitlichen Vorzügen des Fastens profitieren, ohne Verzicht üben zu müssen. Allerdings wissen wir nicht, ob diese Fasten-Mimikry auch ein völliger Ersatz ist. Vermutlich nicht. Betrachten wir uns die Mimikry in der Natur, dann sind die Imitate nie so gut wie die Originale. Die gelb-schwarz-gestreifte Fliege sieht zwar so aus wie eine Wespe, aber sie kann eben nicht so stechen wie ihr Vorbild.

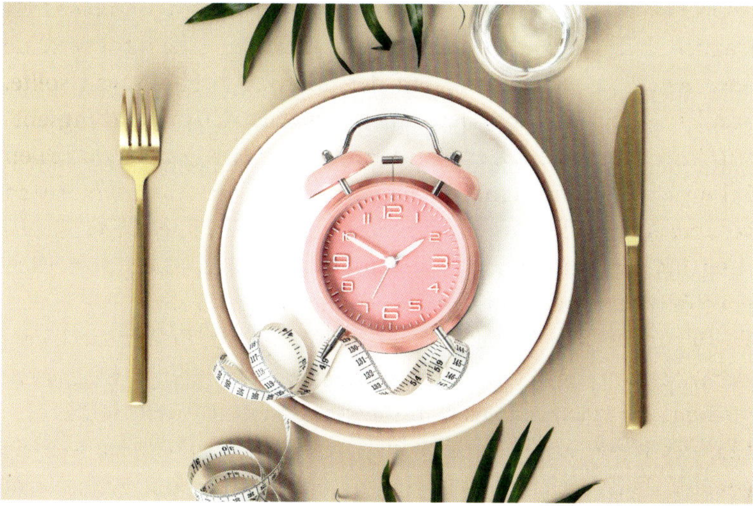

Ähnliches gilt vermutlich auch für das Mimikry-Verhältnis des Spermidins zum Fasten. Die Wissenschaft bestätigt diese Einschätzung, denn die Datenlage zur Effektivität des Polyamins ist zwar gut, aber die zu den gesundheitlichen Vorzügen des Fastens ist noch besser. Weswegen am Schluss noch einmal in aller Deutlichkeit gesagt werden muss: Spermidin ist ein guter Stoff; er schützt vor schweren Krankheiten und verlängert das Leben, ohne dass von ihm ein sonderliches Risiko ausgeht. Zudem entfällt bei ihm der mühselige Verzicht.

Trotzdem bleibt es in seiner Wirksamkeit nur der Prinzenweg zu Gesundheit und einem langen Leben. Der Königsweg aber – der bleibt das Fasten.

Quellenhinweise

Alle hier aufgeführten Links waren bei Redaktionsschluss aufrufbar. Sollte dies bei Drucklegung nicht mehr der Fall sein, kann der entsprechende Link in der Regel beim Internetarchiv (*http://archive.org/web/*) gefunden werden.

1 Robertson, L.: »van Leeuwenhoek microscopes – where are they now?«. *FEMS Microbiology Letters,* Mai 2015; 362(9).
2 Barry, M.: »Spermatozoa Observed within the Mammiferous Ovum«. *Philos Trans R Soc Lond.,* 1843; 133.
3 Van Leeuwenhoek, A.: »Observationes D. Anthonii Leeuwenhoek, de natis̓e semine genitali animalculis«, *Philos Trans R Soc Lond.,* 1678; 1040–1043.
4 Williams-Ashman, H.G.: »Nicolas Louis Vauquelin (1763–1829)«, *Invest Urol.*, Mai 1965; 2: 605–613.
5 Schreiner, P.: »Ueber eine neue organische Basis in thierischen Organismen«, *Justus Liebigs Annalen der Chemie*, 1878; 194(1).
6 Caldarera C.M.; Moruzzi G.: »Polyamines and nucleic acid metabolism in the chick embryo«. In: Herbst E.J., Bachrach U. (Hrsg.): *Metabolism and Biochemical Functions of Polyamines.* New York, 1970.
7 Russell, D.H.: »Increased polyamine concentrations in the urine of human cancer patients«. *Nature*, 1971; 233(39).
8 Fan, J.; Feng, Z.; Chen N.: »Spermidine as a target for cancer therapy«. *Pharmacol Res.*, 2020; 159.
9 Tsukada, M.; Ōsumi, Y.: »Isolation and characterization of autophagy-defective mutants of Saccharomyces cerevisiae«, *FEBS Lett.*, 1993; 333(1-2).
10 Kuma, A. u. a.: »The role of autophagy during the early neonatal starvation period«. *Nature*, 2004; 432.
11 Madeo, F. u. a.: »A yeast mutant showing diagnostic markers of early and late apoptosis«. *J Cell Biol.*, 1997; 139(3): 729–734.
12 Eisenberg, T. u. a.: »Induction of autophagy by spermidine promotes longevity«. *Nat Cell Biol.*, 2009; 11(11): 1305–1314.
13 Pietrocola, F. u. a.: »Coffee induces autophagy in vivo«. *Cell Cycle,* 2014; 13(12): 1987–1994.

14 TK: »Iss was, Deutschland«. TK-Studie zur Ernährung 2017. *https://www.tk.de/resource/blob/2033596/0208f5f5844c04abbbcbb1389872ee01/iss-was-deutschland-data.pdf.*
15 Pucciarelli, S. u. a.: »Spermidine and Spermine Are Enriched in Whole Blood of Nona/Centenarians«. *Rejuvenation Res.*, 2012; 15(6): 590–595.
16 Malaguarnera M. u. a.: »Elevated plasma total homocysteine in centenarians«. *Clin Chem Lab Med.*, 2004; 42(3): 307–310.
17 Minois, N.: »Molecular Basis of the ›Anti-Aging‹ Effect of Spermidine and Other Natural Polyamines – A Mini-Review«, *Gerontology*, 2014; 60(4): 319–326.
18 Gassen, N. u. a.: »Analysis of SARS-CoV-2-controlled autophagy reveals spermidine, MK-2206, and niclosamide as putative antiviral therapeutics«. *bioRxiv preprint*, 15. April 2020.
19 Drosten, C.: »(36) Coronavirus-Update: Die Rolle von Kindern ist nicht geklärt«. *https://www.ndr.de/nachrichten/info/36-Coronavirus-Update-Die-Rolle-von-Kindern-ist-nicht-geklaert,podcastcoronavirus200.html.*
20 Milovic, V.: »Polyamines in the gut lumen: Bioavailability and Biodistribution«. *Eur J Gastroenterol Hepatol.*, 2001; 13(9): 1021–1025.
21 Soda, K. u. a.: »Long-term oral polyamine intake increases blood polyamine concentrations«. *J Nutr Sci Vitaminol.*, August 2009; 55(4): 361–366.
22 Doeun D. u. a.: »Biogenic amines in foods«. *Food Sci Biotechnol.*, 2017; 26(6): 1463–1474.
23 Muñoz-Esparza, N. u. a.: »Polyamines in Food«. *Front Nutr.*, 11. Juli 2019; 6: 108.
24 Park, Y.K.: »Occurrence and Reduction of Biogenic Amines in Kimchi and Korean Fermented Seafood Products«. *Foods*, 2019: 8(11): 547.
25 Reis, G. u. a.: »Investigation of biologically active amines in some selected edible mushrooms«. *J Food Comp & Anal.*, 2020; 86.
26 Stervbo, U. u. a.: »A review of the content of the putative chemopreventive phytoalexin resveratrol in red wine«. *Food Chemistry*, 2007; 101(2): 449–457.
27 Morselli, E. u. a.: »Spermidine and resveratrol induce autophagy by distinct pathways conv erging on the acetylproteome«. *J Cell Biol.*, 2011; 192(4): 615–629.
28 Hüttenbrink, K.B. u. a.: »Der Genuss von Rotwein wird durch die Form des Glases beeinflusst«. *Laryngo-Rhino-Otol.*, 2001; 80(2): 96–100.
29 Arumugam, M. u. a.: »Enterotypes of the human gut microbiome«. *Nature*, 2011; 473(7346): 174–180.
30 Valles-Colomer, M. u. a.: »The neuroactive potential of the human gut microbiota in quality of life and depression«. *Nature Microbiology,* 2019; 4(4): 623–632.
31 Noack, J. u. a.: »Dietary guar gum and pectin stimulate intestinal microbial polyamine synthesis in rats«. *J Nutr.*, August 1998; 128(8): 1385–1391.

32 Matsumoto, M. u. a.: »Endothelial Function is improved by Inducing Microbial Polyamine Production in the Gut: A Randomized Placebo-Controlled Trial«. *Nutrients*, 27. Mai 2019; 11(5): 1188.
33 Ma, L. u. a.: »Spermidine improves gut barrier integrity and gut microbiota function in diet-induced obese mice«, *Gut Microbes.*, 9. November 2020; 12(1): 1–19.
34 Noack, J. u. a.: »Dietary Guar Gum and Pectin Stimulate Intestinal Microbial Polyamine Synthesis in Rats«. *J Nutr.*, August 1998; 128(8): 1385–1391.
35 Noack, J. u. a.: »The Human Gut Bacteria Bacteroides thetaiotaomicron and Fusobacterium varium Produce Putrescine and Spermidine in Cecum of Pectin-Fed Gnotobiotic Rats«. *J Nutr.*, 2000; 130(5): 1225–1231.
36 Delzenne, N.M.: »Dietary fructans modulate polyamine concentration in the cecum of rats«. *J Nutr.*, 2000; 130(10): 2456–2460.
37 Ramos-Molina, B. u. a.: »Dietary and Gut Microbiota Polyamines in Obesity- and Age-Related Diseases«. *Front Nutr.*, 14. März 2019; 6: 24.
38 Yamamoto, T. u. a.: »The natural polyamines spermidine and spermine prevent bone loss through preferential disruption of osteoclastic activation in ovariectomized mice«. *Br J Pharmacol.*, Juni 2012; 166(3): 1084–1096.
39 Hsueh, M.F. u. a.: »Analysis of ›old‹ proteins unmasks dynamic gradient of cartilage turnover in human limbs«. *Science Advances*, 2019; 5(10).
40 Sacitharan, P.K. u. a.: »Spermidine restores dysregulated autophagy and polyamine synthesis in aged and osteoarthritic chondrocytes via EP300«. *Exp Mol Med.*, 19. September 2018; 50(9): 1–10.
41 Chen, Z. u. a.: »Spermidine activates RIP1 deubiquitination to inhibit TNF-α-induced NF-κB/p65 signaling pathway in osteoarthritis«. *Cell Death and Disease*, 6. Juli 2020; 11(503).
42 Li, G. u. a.: »Spermidine Suppresses Inflammatory DC Function by Activating the FOXO3 Pathway and Counteracts Autoimmunity«. *iScience*, 24. Januar 2020; 23(1): 100807.
43 Fan, J. u. a.: »Spermidine coupled with exercise rescues skeletal muscle atrophy from D-gal-induced aging rats through enhanced autophagy and reduced apoptosis via AMPK-FOXO3a signal pathway«. *Oncotarget*, 14. März 2017; 8(11): 17475–17490.
44 Burd, N. u. a.: »Low-Load High Volume Resistance Exercise Stimulates Muscle Protein Synthesis More Than High-Load Low Volume Resistance Exercise in Young Men«. PLOS ONE, 9. August 2010; 5(8): e12033.
45 Eisenberg T. u. a.: »Cardioprotection and lifespan extension by the natural polyamine spermidine«. *Nat Med.*, Dezember 2016; 22(12): 1428–1438.

46 Soda, K. u. a.: »Food polyamine and cardiovascular disease – an epidemiological study«, *Glob J Health Sci.*, 28. September 2012; 4(6): 170–178.

47 Vélez-Muñiz, R.C. u. a.: »Psychological Profile and Quality of Life of Patients with Alopecia Areata«. *Skin Appendage Disord.*, August 2019; 5(5): 293–298.

48 Ramot, Y. u. a.: »Polyamines and hair: a couple in search of perfection«. *Exp Dermatol.*, September 2010; 19(19): 784–790.

49 Liu, S.M. u. a.: »The effects of intradermal injections of spermidine on the growth rate of fibres and mitosis of wool follicles in Merino lambs«. *Animal Science*, 2002; 75(1): 33–40.

50 Ramot, Y. u. a.: »Spermidine Promotes Human Hair Growth and Is a Novel Modulator of Human Epithelial Stem Cell Functions«, *PLOS ONE*, 2011; 6(7): e22564.

51 Rinaldi, F. u. a.: »A spermidine-based nutritional supplement prolongs the anagen phase of hair follicles in humans: a randomized, placebo-controlled, double-blind study«. *Dermatol Pract Concept.*, Oktober 2017; 7(4): 17–21.

52 Gassen, N. u. a.: »SARS-CoV-2-mediated dysregulation of metabolism and autophagy uncovers host-targeting antivirals«, *Nature Communications*, 21. Juni 2021; 12(1).

53 Kreutz, G. u. a.: »Effects of choir singing or listening on secretory immunoglobulin A, cortisol, and emotional state«. *J Behav Med.*, Dezember 2004; 27(6): 623–635.

54 Kano, Y. u. a.: »Suppression of LFA-1 Expression by Spermine Is Associated with Enhanced Methylation of ITGAL, the LFA-1 Promoter Area«. *PLOS ONE*, 2013; 8(2): e56056.

55 Bhukel, A. u. a.: »Autophagy within the mushroom body protects from synapse aging in a non-cell autonomous manner«. *Nat Commun*, 21. März 2019; 10(1).

56 Schroeder, S. u. a.: »Dietary spermidine improves cognitive function«. *Cell Rep.*, 13. April 2021; 35(2): 108985.

57 Wirth, M. u. a.: »The effect of spermidine on memory performance in older adults at risk for dementia: A randomized controlled trial«, *Cortex*, Dezember 2018; 109: 181–188.

58 Pekar, T. u. a.: »The positive effect of spermidine in older adults suffering from dementia: First results of a 3-month trial«. *Wien Klin Wochenschr.*, Mai 2021; 133(9-10): 484–491.

59 Kiechl S. u. a.: »Higher spermidine intake is linked to lower mortality: a prospective population-based study«. *Am J Clin Nutr.*, 1. August 2018; 108(2): 371–380.

60 Wirth, A. u. a.: »Novel aspects of age-protection by spermidine supplementation are associated with preserved telomere length«. *GeroScience*, April 2021; 43(2): 673–690.

Literaturverzeichnis

Bachrach, Uriel: »The early history of polyamine research«. *Plant Physiol and Biochem.*, Juli 2010; 48(7): 490–495.

Deretic, Vojo; Klionsky, Daniel J.: »Reinemachen in der Zelle«. *Spektrum der Wissenschaft*, 12/2008.

Fîlfan, Mădălina u. a.: »Autophagy in aging and disease«. *Rom J Morphol Embryol.*, 2017; 58(1): 27–31.

Land, Siim: *Metabolic Autophagy Cookbook*, Independently published, 2019.

Ludwig, Bernhard; Tekal, Ronny: *Das Wundermüsli. Länger jung bleiben mit der Anti-Aging-Power von Keimen, Kernen und Co.*, München, 2020.

Madeo, Frank u. a.: »Nutritional Aspects of Spermidine«. *Annu Rev Nutr.*, 23. September 2020; 40: 135–159.

Madeo, Frank u. a.: »Spermidine in health and disease«. *Science*, 26. Januar 2018; 359(6374): eaan2788.

Méndez, José: »The other legacy of Antonie van Leeuwenhoek: The Polyamines«. *Journal of Clinical and Molecular Endocrinology*, 2017; 2(1).

Murray-Stewart, Tracy (Hrsg.): *Polyamine Metabolism in Disease and Polyamine-Targeted Therapies*. Basel, 2019.

Pegg, Anthony: »Introduction to the Thematic Minireview Series: Sixty plus years of polyamine research«. *J Biol Chem.*, 30. November 2018; 293(48): 18681–18692.

Rubinsztein, David u. a.: »Autophagy and aging«, *Cell*, 2011; 146(5): 682–695.

Stekovic, Slaven: *Der Jungzelleneffekt. Wie wir die Regenerationskraft unseres Organismus aktivieren*, München, 2020.

Tabor, Celia White; Tabor, Herbert: Herbert: »Polyamines«. *Annu Rev Biochem.*, 1984; 53: 749–790.

Weiß, Claudia: »Biogene Amine«. *Ernährungsumschau* 3/2009.

Über den Autor

Dr. Jörg Conradi ist Biologe und stöbert schon seit etwa 20 Jahren in den Schätzen der Volksmedizin. Ein Schwerpunkt liegt dabei auf den Heilslehren des Orients. Dr. Conradi ist Verfasser zahlreicher Pflanzenbiografien, Hausmittel- und Gesundheitsbücher, die teilweise in mehrere Sprachen übersetzt wurden.

Im Kopp Verlag sind von ihm erschienen:

- Gesund 100 Jahre alt werden – Die sechs Faktoren für ein langes und gesundes Leben
- Keine Angst vor Cholesterin! Was Statine und Co. bei uns anrichten – und was wir stattdessen für Herz und Kreislauf tun können
- MSM – Der Wunderschwefel gegen Allergien, Arthritis, Arthrose und chronischen Schmerz
- Wunderwurzel Kurkuma – Heilen und Genießen mit der magischen Knolle aus Indien
- Omas großes Gesundheitsbuch – Bewährte Ratschläge aus Großmutters Schatztruhe

Bildnachweis:

Adobe Stock: 9nong (133), A_Brunobe.com (104), absolutimages (135), Africa Studio (129), ag visuell (105, 109, 169), Alexander Limbach (166), Alexandr Mitiuc (58), Alexey Novikov (23), amazing studio (14), astro-system (125), Axel Kock (196), benjaminnolte (102), Bert Folsom (87), BGStock72 (185), BigBlueStudio (120), BillionPhotos.com (178), bit24 (149), bittedankeschön (38), blackboard (17), Chinnapong (24, 48), Choat (183), chris (182), Christoph Burgstedt (40), contrastwerkstatt (165), Corinna Gissemann (89), crevis (128), Dan Race (100), deniskomarov (62), eldar-nurkovic (175), Eleonora (30), fabiomax (92), Fasten_Rudie (46), Fischer Food Design (112), Friedberg (67), Gina Sanders (135, 154), Gorodenkoff (69), Gunita Reine (34), H_Ko (8, 140), hailey_copter (4, 56, 59, 195), Have a nice day (157), isyste (139), janvier (95), jarun011 (21), Jenny Sturm (193), ji_images (78), jonigraph (161), Juan Gärtner (173), juliamikhaylova (55), juniart (61), kab-vision (151), Kateryna_Kon (29, 32, 37, 71), katharina neu-wirth (60), Klaus Eppele (160), Kristin Gründler (127), Lars Zahner (141), larswieser (187), llhedgehogll (190), Marek Gottschalk (85), marilyn barbo-ne (119), Matthieu (180), megaflopp (103), Microgen (123), MQ-Illustra-tions (25), narstudio (133), natali_mis (45), Natalia Klenova (201), Nishiha-ma - stock.adobe.com, nuzza11 (198), OlesyaSH (76), paul (170), Peakstock (138), peterschreiber.media (73, 176), Photocreo Bednarek (174), Pho-toSG (116, 159), pikselstock (74), pressmaster (98), Proxima Studio (79, 115), Racle Fotodesign (143, 152), Rasi (12), RFBSIP (137), Rido (188), Robert Kneschke (146), Romario Ien (77), Ruthsarintre (90), Schulz-Design (65), SciePro (155), sdecoret (181), Siarhei (162), StudioDFlorez (114), Tatiana Shepeleva (18), udra11 (144, 148, 150), underdogstudios (110), vitanovski (27), Wellnhofer Designs (72), wohu (187), xamtiw (83), Yummy pic (53)